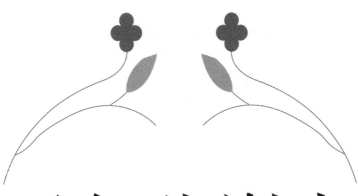

元气代谢术

［日］

牧田善二

著

陈旭

译

天津出版传媒集团

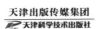
天津科学技术出版社

著作权合同登记号　图字：02-2022-147

Original Japanese title: ISHA GA OSHIERU SAIKYO NO GEDOKUJUTSU
Copyright © 2021 Zenji Makita
Original Japanese edition published by President Inc.
Simplified Chinese translation rights arranged with President Inc.
through The English Agency (Japan) Ltd. and Shanghai To-Asia
Culture Co., Ltd.

图书在版编目（CIP）数据

元气代谢术 / (日) 牧田善二著；陈旭译. —— 天津：
天津科学技术出版社, 2022.7
　ISBN 978-7-5742-0268-9

　Ⅰ . ①元… Ⅱ . ①牧… ②陈… Ⅲ . ①肾疾病 – 诊疗
Ⅳ . ①R692

中国版本图书馆CIP数据核字(2022)第112570号

元气代谢术
YUANQI DAIXIESHU
责任编辑：胡艳杰

出　　　版：天津出版传媒集团
　　　　　　天津科学技术出版社
地　　　址：天津市西康路35号
邮　　　编：300051
电　　　话：（022）23332372
网　　　址：www.tjkjcbs.com.cn
发　　　行：新华书店经销
印　　　刷：唐山富达印务有限公司

开本880×1230　1/32　印张6.25　字数95 000
2022年7月第1版第1次印刷
定价：52.00元

"我年轻的时候血压没什么问题啊！怎么最近血压越来越高呢？"

"大夫说我血糖高，属于'糖尿病预备军'了！"

"我本想好好减肥的，但体重一个劲儿地长！"

您是不是发现，自己明明年富力强，体检单上的各项指标却纷纷亮起了红灯，比如胆固醇高、尿酸高等。而且很多时候我们觉得"反正身体也没什么症状啊……"因此耽误了治疗。

当然，这些小问题并不像癌症那样容易危及我们的性命。

但如果一直这样置之不理，您还有自信保持健康吗？答案当然是"不"！

其实我们体检时最容易忽略的便是肾脏的健康，因此日本每年有数万人不得不遭受人工透析带来的巨大痛苦，而且

元 气 代 谢 术

每年有数万人因肾脏问题失去生命。

同时，肾脏出现问题后，心肌梗死、中风以及癌症的发病率也会大大提升，随着病情的恶化，不少病人英年早逝。另外，实验证明高血压、糖尿病和肥胖会让肾脏健康状况持续恶化。

目前，日本有几千万人患有"慢性肾病"，在不知不觉间他们的肾脏已经出现问题。但很多医生没能及早发现这些危机，也不能从体检报告上看出问题。因此病人们没能尽早确诊，从而错过了最佳治疗期。

其实，只要通过简单的检查，就能尽早发现病情并及时治疗肾病。

如果病人能及早接受治疗，那么他们70岁后仍能高效工作，继续自己的爱好，享受人生的乐趣，哪怕到了100岁也能悠然自在地生活。

但是，如果患者没能及时接受治疗，那么用不了10年，他便会成为医院的"常客"，而且也不得不离开工作岗位，甚至可能因此失去宝贵的生命。

这便是我们可以选择的两条路，一念之差生死殊途，笔者编写这本书正是为了让人们意识到治疗肾病的紧迫性。

前言　年富力强时，危机降临日

我们希望实现"人生百年"的理想，希望多工作、多奉献几年，希望多攒些钱，希望身体健康。

如果您希望长命百岁，希望尽可能地多工作几年，那就必须改变现在的思维方式。

相信各位一定也曾为了身体健康，关注并尝试了不少养生方法。笔者并不否定这些疗法的作用。

但是，40岁后我们需要从更宏观的角度看待自己的健康问题。吃保健品、参加体育运动、定期按摩……与这些"外部因素"相比，您更该关注一些内部因素。

众所周知，人体可以排出体内的毒素。那么您就需要了解身体的排毒功能是否正常，能否满足排毒的需要？有时候健康不是做加法而是做减法。

我们的身体像一个大工厂，工厂的生产由一台高智能AI全程把控。

因此我们的身体时常会"生产"出新"商品"，也会产生一些垃圾。如果不能把这些垃圾顺利排出，健康就会出现问题，甚至有死亡的危险。

很多人觉得，排出垃圾只要靠汗液和粪便就够了，这其实大错特错。

元气代谢术

因为人体是一台精密仪器，所以排出体内毒素和垃圾的工作也是由极为精密复杂的组件——肾脏负责。**肾脏可以过滤体内有毒有害的物质，并让它们通过尿液排出体外，正因为有了肾脏，人们才能维持生命。**

但是，目前很多年富力强的中年人的这项重要功能（肾脏排出体内毒素）开始出现问题。

肾脏有一层专门用来过滤体内垃圾和毒素的膜，您可以把它想象成冲咖啡时使用的滤纸，或者是空调的过滤网。

如果滤纸破损，咖啡豆就会漏出来。如果空调过滤网出现裂缝，那么空调就会把恶臭的气味和灰尘带进室内，久而久之房间里的空气就会变得十分浑浊。

我们人体也是如此，一旦失去过滤功能，体内的垃圾和毒素就会四处蔓延。不过肾脏哪怕出现问题，也不会真的像机器一样发出声音，所以很难察觉。等到发现身体出了问题，人早就病入膏肓，难以复原了。

如果您只想活到退休就够了，那大可以继续浑浑噩噩。如果您的理想是长命百岁，过完充实的后半生，那就一定要让肾脏的排毒功能维持在一个较高的水准。

如何听懂肾脏的语言？接下来我就带您从头学习现代人

的健康管理方式。

　　笔者有 40 年临床经验以及 35 年肾病治疗研究经验，为不少被肾病困扰的患者排忧解难。笔者希望本书能唤醒正值壮年的广大读者，让他们尽早采取行动为自己的健康负责。

　　因为本书涉及部分专业知识，因此读者不一定能对书中内容完全理解。但笔者相信，各位读者一定能在本书中汲取一些"养分"。

　　有太多人对自己的生活和健康高度负责，却因为缺乏相关知识最终患上肾病。我衷心希望各位不要重演这样的人生悲剧。

　　这便是笔者的创作动机，希望各位读者从今以后更加关注自己的身体，让自己的健康意识再上一个台阶！

2021 年 4 月

牧田善二

目录

第 1 章

导致排毒能力衰退的 13 个误区

目　录

第 2 章

长命百岁全靠强大的肾脏

第3章

为什么我的身体不能排毒了？

目　录

第 4 章

新时代健康长寿的 17 条秘诀

第 5 章

早期发现加妥当治疗等于根治

序 章

体质下降、排毒能力降低的信号

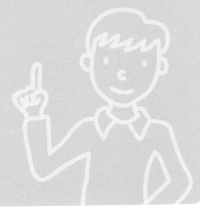

越是关心血压的人越不把血压当回事

我先给各位讲一个真人真事：

A君在一家知名保险公司上班，今年46岁，年富力强。因为他比同一批入职的员工更早发迹，因此坊间都说此君能力出众，假以时日必然能当上高管。

不过他有两个正在读大学的儿子，又背了一身房贷。因此，A君最关心的莫过于自己能否健健康康地多干几年。

A君最关注自己的血压。他年轻那会儿就有些将军肚，但A君觉得自己还不算肥胖，可血压却随着年龄的增长稳步上升，每次体检血压这项都是"红灯"。

妻子吓唬他说："到医院好好治治吧！脑出血可不是闹着玩的！"但他就是听不进去。因为他听同事说过："这降压药啊，吃上了之后，这辈子都不能停！""有人吃降压药把自己吃成低血压了，剂量太难掌握了。"

序章　体质下降、排毒能力降低的信号

　　A君平时在家也常常给自己测血压，高压（收缩压）一般145mmHg（1mmHg=0.1332kPa）左右，低压（舒张压）差不多90mmHg，医学上这就是典型的高血压。但由于身体始终没出过什么状况，所以他很不愿意吃药。

　　其实很多人和A君一样，他们年富力强却患上了高血压，而且他们对高血压都抱着得过且过的心态。虽然他们很关注自己的血压，却总是过于乐观，觉得自己没问题。

　　而且只要让他们找到那些鼓吹"不降压为妙"的歪理邪说，他们就会自以为是地给自己吃个"定心丸"。

　　我理解他们的想法。假如我本人不是医生，也许我也会觉得"这药不吃也罢"。

　　但是哪怕你对肾脏有一点儿的了解，就会知道尽早用药才是正确的做法。

　　不过A君的妻子也不需要过度担心自己的丈夫脑出血。毕竟高压145mmHg而已，不会那么轻易脑出血的！

　　A君已经40多岁了，我还是劝他千万不要耍性子不吃药了。

　　如果血压持续偏高（即医学意义上的高血压水平），我

们用来排毒的肾脏就会越来越差。而且等你发现的时候就已经难以复原了。

这才是问题的关键！

指标看似略微异常，病情实则险象环生

不仅是血压，人一旦过了 40 岁，体检报告里很多指标都会"略显异常"。

血糖偏高。

胆固醇偏高。

尿酸偏高。

BMI（体重指数）偏高。

可能很多人的身体都出现了这些问题。

如果指标太过异常，我们通常会立即就医。但如果只是"偏高"，大概我们只会觉得"嗯，还好啦"，就不了了之了。

其实这样的体检结果恰恰证明您的排毒能力已经开始下降了。

如果是感冒、闹肚子之类的小病，即便不治，单靠与生俱来的抵抗力也能挺过去。但肾脏可不是靠静养就能修复的。如果置之不理，肾脏功能就会不断恶化，最终排毒能力归零。

我们的身体为什么会走到这一步？其中缘由将在后文做详细解释，现在您先要确立这样的态度：

1. 不能对"指标略有异常"掉以轻心。

2. "略有不适"（疲惫、恶心、失眠、焦躁、专注力和思维能力下降、口臭……）就要提高警惕。

如果身体发生这些变化，您就可以考虑：

"是不是排毒能力下降了？"

"这是不是与肾脏有关系？"

随后就要行动起来。这一切都是为了您 10 年后的生活，意义重大。

诊治 20 万人之后我终于发现了医学秘密

　　从大学附属医院到私人诊所，40 年从医经验，超过 20 万人次接诊经验造就了如今的我。我经手的患者有着各自的生活背景，而且他们也有着不同的人生观。

　　但是这些年的行医经验告诉我，不论身份如何，患者们最关注的只有两件事：

　　1. 我会不会死掉？

　　2. 我会不会变傻？

　　不论患者年龄多大，只要不致命、不会傻掉，哪怕身上有再多疾病，每天都能过得又充实又满足。

　　"不会死，不会傻"对于患者而言，本身就是一个美好的愿望。可能各位读者朋友也有同样的愿望吧？

　　当然，工作和赚钱也是头等大事。如果您正值壮年，肯定想在职场上混得风生水起，也盼着年年升职加薪吧。

　　而且，家人也是您心头的挂念。如果您正享受甜蜜的爱情，那么您一定会觉得，和眼前的爱人共度花前月下的美好时光才是头等大事。

但这一切的前提都是头脑清晰、身体健康。

我认为每个人的生命都来之不易，对于我们而言最重要的就是努力让自己头脑清晰地活下去。

写到此处，我仿佛听见各位向我抱怨：

"我知道啊！所以我每天特别注意食品安全，也经常做运动呀！但年龄上去了，身体多多少少都会出点毛病呢！"

目前为止我已经写过很多本关于如何靠饮食保护健康的书。其中还有一本畅销100万册的书，名叫《饮食术》。这本书的畅销也让我深刻地认识到，各位读者的健康意识越来越强了。

这个时候，我发现了让这些苦苦追寻健康的朋友们的努力化为泡影的"医学难题"。那就是"慢性肾病（CKD）"，这种病会让人的排毒能力明显下降，但从病人的外表却似乎看不出什么症状。

积劳成疾的身体发出的急救信号

"养肾"听起来有些老生常谈。

其实公益广告机构 AC Japan 在 2020 年 7 月就开始在电视台播放关于保护肾脏健康的公益广告。而且日本肾脏财团也发布过一则宣传肾脏相关知识的公益广告。他们的广告给日本人敲响了警钟,让人们了解慢性肾病愈演愈烈的实情。但到底有多少人看了这则广告之后能认认真真地开始保护自己的肾脏呢?

"啊?肾?我当然知道那是医学难题,慢性肾病确实不好治,但我一个平头百姓又能做什么呢?还是一切拜托医生吧!"

这样想其实也无可厚非,但若是完全寄希望于医生,恐怕肾病会先找上你!所以我才要写这本书来指导各位早做准备。

我们的肾脏为了给我们排毒,为了保持人体的健康,从

元气代谢术

我们出生那一刻开始就在不眠不休地工作着。而排毒，换言之就是"净化"人体内部环境。

我们都明白通风换气的重要性，同样的道理，人体也不能滞留垃圾，也需要吐故纳新，排出浊气采纳清气。而肾脏上的被膜就起到了这个作用。换言之，肾脏的功能就是让人体每天都保持洁净。

肾脏是一种"沉默的脏器"，只要不是重大问题它就不会"呼救"。

但一旦肾脏开始"呼救"，一切就为时已晚，人体已经失去了排毒、净化的功能。

如果人体不能排毒、净化，那么体内就会布满毒素，最终危及我们的生命。

其实只要及时接受治疗，肾脏就一定能够修复。

但真正了解肾脏相关知识的医务工作者太少了。因此很多时候病人都是因为病情延误而失去了排毒、净化的能力。

事实上，五分之一的日本人都受到慢性肾病的困扰。

可能各位读者时常感到疲惫、身体沉重、焦躁不安、失眠。虽然身体已经发出警告，您也以为自己只是有些累了而已，但很可能您已悄悄被慢性肾病纠缠。

　　当然您的肾脏可能十分健康，但您还是需要考虑今后的人生啊！不要忽视身体发出的信号。而且只要您能正确地保养，您的肾脏就会保持良好状态，您也会更加长寿。

引发心肌梗死、中风和癌症的慢性肾病

肾病主要包括"急性肾病"和"慢性肾病"，本书主要讲解后一种。急性肾病的表现为病情迅速恶化，只要祛除病灶，病人就能痊愈。但真正值得关注的是慢性肾病，因为我们根本不知道它什么时候会找上自己，而且一旦发觉就为时已晚。

慢性肾病的病因有很多，比如糖尿病并发症、高血压等。虽然由于病因不同名称也有细微差别，但治疗方式和注意事项基本相同。因此对于慢性肾病的界定似乎全世界有着统一的标准。本书同样也是采用这套标准。

其实慢性肾病远比各位想象中可怕。一旦病情恶化，病人便会逐渐失去排毒、净化能力最终死亡。即便不致于失去生命，病人的 QOL（生活质量）也会显著下降，只能靠人工透析（人为地将体内血液中多余的水分以及垃圾排出，净化血液。后文将会详细说明）维持生命。

而且慢性肾病能诱发心肌梗死、中风以及癌症，这些疾病显然更加致命。

日本全国范围内，真正有资质的肾病专家仅有几千人。

另一方面，肾病患者人数却逐年递增。2011年，日本慢性肾病患者已经超过1300万人。2020年，世界知名医学杂志《柳叶刀》称，这一数字已经达到2100万人（2017年数据）。[①]也就是说十年间慢性肾病患者增加了至少700万人。

当然面对与日俱增的患者而难以应付的不只是日本。慢性肾病已经成为困扰全世界的医学难题。

面对这一窘况，光靠"等"是等不到医疗体制的实质性改革的！如果您真的想捍卫自己的健康，就必须采取行动。

---

① 《柳叶刀》2020;395:709-733。

为什么糖尿病医生对肾病如此了解？

我是一位糖尿病专家，但我接诊的不只是糖尿病患者。为了让我的病人身体健康、思维敏捷地生活，我会从各个角度分析他们的病状。

对于糖尿病的治疗，相较于控制血糖，我们更该关注糖尿病肾病的预防。我的座右铭是"不让我的患者透析"。我虽然不是肾脏内科医生，但我对肾脏可谓了如指掌。

我毕业于北海道大学医学院，我决定把糖尿病作为我的研究方向时，全日本的糖尿病患者还不是很多。当时我就认为糖尿病最可怕的是并发肾病，只要治好了肾病，糖尿病问题就能迎刃而解。

其中我最关心的是引发肾病并导致病情恶化的"AGE（advanced glycation end production，晚期糖基化终末产物，详见第 56 页）"，这是一种促进人体老化的物质。为了研究这种物质，我曾经在美国洛克菲勒大学进行过为期 5 年的刻苦研究。

其间，我成功完成了世界首例血液中 AGE 含量的检测，长久以来这是学界"不可能完成的任务"。同时，我以第一作者的身份，分别在《新英格兰医学杂志》《柳叶刀》以及《科学》等一流医学杂志上发表了有关该研究内容的论文。

随后的 40 年间，我一直在以一位糖尿病专家的身份，夜以继日地从事肾脏及 AGE 的研究。

过去几年，慢性肾病患者的急剧增加，让我产生了一股强烈的危机感——除了糖尿病并发症外，慢性肾病也是人类的一大危机！

人类刚刚进入"百年人生"时代，但慢性肾病显然会让我们的梦想化为泡影。

慢性肾病患者死亡率是普通人的 4 倍

根据日本厚生劳动省的报告（2019 年），如今癌症成了日本人最普遍的死因，而心脏病则位居第二，第三位是衰老（自

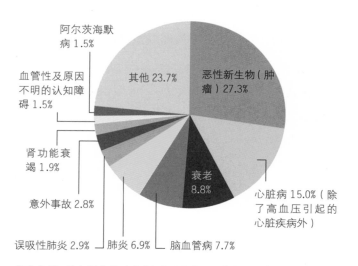

信息来源：日本厚生劳动省"令和元年（2019 年）人口动态统计（正式版）概况"。

2019 年日本人的死亡原因

然死亡），第四位是脑血管病，第五位是肺炎，第六位是误吸性肺炎，第七位是意外事故，而第八位则是肾功能衰竭。所谓"肾功能衰竭"，顾名思义就是肾脏完全失去功能。

对于位居第八的死因，您是怎么看的呢？

有人会认为"肾脏似乎还挺重要啊！"也有人认为"什么嘛，才第八名而已！"

但慢性肾炎远比这区区第八的排名更可怕。前文提到过，人一旦患上了慢性肾病很可能并发心肌梗死、中风以及癌症，而且病情的恶化速度十分惊人。

换言之，慢性肾病患者在肾功能衰竭之前，就很可能患上心肌梗死、中风以及癌症等疾病，随着这些疾病的恶化而失去生命。我们不能被数字蒙蔽双眼。

其实慢性肾病患者的死亡率是普通人的 4 倍以上。如果是重症慢性肾病，死亡率最高可能上升到普通人的 5.9 倍。可以说患有慢性肾病比患有已经找到治愈方法的癌症更可怕。

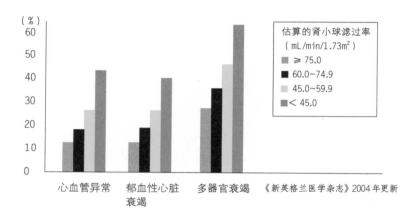

慢性肾病患者死亡率是正常人的 4 倍

　　长久以来，人们普遍认为影响人生命安全的风险因素主
要是高龄和慢性病。慢性病中最可怕的其实是慢性肾病，和
高血压、糖尿病不同，它不易被察觉，很少有病患能主动发
现自己的病情。

肾脏功能稍稍变差，两年内恐有透析之危

您最害怕得什么病？肯定是癌症吧。

为什么癌症如此可怕？因为很多时候癌症一旦确诊就已经无力回天，患者不久就会失去生命。所以早发现、早治疗才是最重要的。但一般的体检很难查出癌症。有不少人每年都老老实实地做体检，但还是被癌症夺去了生命。这就是癌症的恐怖之处！

另一方面，听到"慢性肾病"很多人都会觉得还好。也许"慢性"听上去本身就没有什么威慑力吧。但是如果您这样想那就危险了！

其实慢性病和癌症一样需要关注。

比如一个人的肺中混进去一个癌细胞，这个癌细胞一分为二，二分为四，不断分裂。等它分裂到肺部 CT 能够识别，可能需要 20 年左右。因为日本国立癌症研究中心的调查显示，

戒烟 10~19 年后，人仍有很高的概率患上癌症 ①。虽然体内的癌细胞已经开始分裂，但它的潜伏期最长可以达到 20 年之久。

不过每年做肺部 CT 还是能帮您发现那些大小已经危及生命的肿瘤。直径在 1.5cm 以内的肺部肿瘤都可以治愈。这种大小的肿瘤是不会转移到淋巴结的。

肿瘤长到 1.5cm 以上，就会向淋巴结转移。如果真到了这一步，那么一切就晚了。

总之，我们及早发现并治疗的机会其实并不多，所以一定不要错失良机。

慢性肾病同样不能耽误。

下面这部分内容十分重要，因此本书中会多次提及：虽然体检报告告诉您您的肾功能稍微有些下降，但实际上"稍微"早就变成了"稍危"！这样的例子不胜枚举，这群人很可能在 2 年内便不得不靠透析活命。日本医疗领域取得的进步有目共睹，但类似这样的误诊情况仍然屡屡发生，其中的

---

① 《国际癌症杂志》2002;99:245-251。

原因就在于肾脏疾病的防治实在太过落后。有时候患者的性命就是这样悄然流逝的。

因此慢性肾病甚至比人人谈之色变的癌症更加可怕。

身体的小状况或许就是慢性肾病的信号，为了健康长寿享受百年人生，我们万不可等闲视之！

第 *1* 章

导致排毒能力衰退的 13 个误区

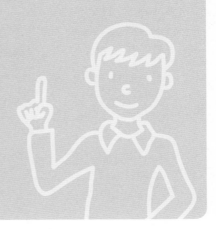

你的健康常识其实漏洞百出

在进入正题之前，我想先给各位纠正几个"健康误区"。

下面便是我总结的 13 个误区。其中标"×"部分是我们常常容易陷入的误区，而标"○"的部分则是正确的认识。

可能看过之后，各位会问我：

为什么？

依据是什么？

但目前这个阶段，还是请各位先"输入"知识吧！

如果您真的想要知道为什么不能这样做，那就请您保持耐心，带着好奇读完这本书吧！从第三章开始，我就会抽丝剥茧地向您讲解这些要求背后的医学理论。

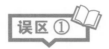

误区①

只要吃点对身体好的食物就够了

✖   健康全在饮食上。所以只要关注饮食，营
养均衡，定时定量吃饭就够了。

◯   只是这样做是没法保证健康的。正常吃东
西也可能让身体产生毒素。因此要重视身
体的排毒能力。要记住，"排出来"有的
时候比"吃进去"更重要！

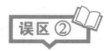

只要现在健康就好了

✗ 对自己的健康很有信心。不用经常加班和
应酬，家庭关系和睦，也有自己的爱好。
这样保持下去直到平安退休！

○ 这样的人其实最危险。由于他们的粗心大
意，身体的排毒能力退化却浑然不觉。等
他们发现的时候，身体的排毒能力已经快
要归零了。

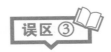

误区 ③

身体只是稍微有些不舒服，没有大毛病

✖ 　身体很敏感，哪怕有些小问题也会有反应。
但是自己的身体自己最清楚了，没必要过
于在意。

〇 　虽然只是感觉有些不适，但肾脏可能已经
出现了大问题。您身体的排毒能力或许已
经开始走下坡路。如果您还等闲视之，后
果不堪设想。

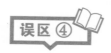

误区 ④

平时注意美容，多吃水果蔬菜总没坏处

✗ 我一直特别关注美容，所以我平时会主动补充维生素，吃很多蔬菜水果。

○ 想要美容，第一步就是尽量避免产生过多的 AGE 物质。水果中含有果糖，果糖也属于糖分，吃太多不仅容易让人发胖，还会产生大量 AGE 物质。蔬菜中的甘薯类也富含大量糖分，同样会导致肥胖，并促进 AGE 物质的产生。

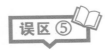

误区 ⑤

排便顺畅，排毒就厉害

✗ 我很在意自己排便是否通畅。好在每天都很"顺溜"。体内的毒素和垃圾都顺着马桶冲走了。

○ 人体的毒素并不会全都随着排便排出。有些毒素是随着尿液排出的。所以肾脏才是关键。如果只关注排便，可能会因小失大。

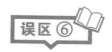

误区⑥

不抽烟不喝酒，吃点保健品就能保持健康

✖ 我从不抽烟，也不喝酒。除了正常吃饭，我还会经常吃点保健品。

◯ 不抽烟是一个特别好的习惯！香烟中含有尼古丁，这种物质必须由肾脏排出。但您要知道，您吃掉的保健品也会产生毒素，排出这些毒素也会给肾脏造成负担。而且有些保健品中含有对肾脏不好的成分，因此您还是有必要经常检查肾脏。

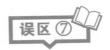

误区 ⑦

多试几种排毒方法，对身体好

✖ 我对"排毒疗法"很感兴趣，希望把体内的毒素都清理掉。轻断食、草药，甚至是咖啡灌肠……这些我都想试试看！

◯ 可惜这些对排毒都没有什么效果！而且从医学角度看，所谓"排毒疗法"本身就是个骗局，根本没有任何疗效，只能让您白花钱。

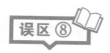

误区⑧

平时多运动，身体一定棒

✖ 想要保持强健的体魄就少不了锻炼。我几乎每天都在家附近跑步，我的目标是参加一次完整的马拉松。

〇 马拉松和慢跑都会让人体产生活性氧，而活性氧对人体并没有什么好处。因此锻炼是否有助于长寿还值得商榷。

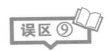

误区⑨

去健身房锻炼，需要补充蛋白质

✖　我经常去健身中心锻炼身体。为了能多长
　　点肌肉，我会补充些蛋白粉。

◯　我们一定要注意适度锻炼。不符合科学、
　　一厢情愿的锻炼会在不知不觉间伤害肾脏。
　　失去排毒能力之后我们的寿命也可能缩短。
　　同时，过量补充蛋白质也会给肾脏带来危
　　害，哪怕是号称原料来自鸡蛋和牛奶的蛋
　　白粉。

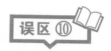

误区 ⑩

公司体检和自费体检都没异常就可以了

✖　　有些朋友觉得单位组织的体检不靠谱，还会自己在外面的医疗机构自费体检。只要看到体检单上没什么异常就放心了。

◯　　综合体检很难尽早发现潜伏的癌症，对于肾脏问题更是束手无策，因此一看到"无异常"就掉以轻心反而是最危险的。

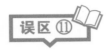

误区 ⑪

有个相熟的"家庭医生"就放心了

✖ 附近诊所的大夫平时在大医院做主治医师。我身体状况一般，所以一定要跟他搞好关系。

◯ 肾病患者越来越多，专攻肾病的内科医生却严重不足。而普通内科医生对于肾病虽然不至于一窍不通，但掌握的专业知识却很有限。即便是大医院的主治医师，也不一定能尽早诊断慢性肾病，而且即便做了诊断也不知道如何治疗。

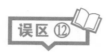

误区 ⑫

日本有健康保险，如果肾脏出问题就住院治疗吧

✖ 在日本，人人都有医疗保险，这点做得真好！即便我的肾出了问题，只要安心治病就好啦。

○ 由于慢性肾病患者猛增，日本的医疗系统已经不堪重负。即便有保险，我们也很难尽早确诊。很多时候患者的病情被延误，最后只能靠透析维持生命。按照如今的保险制度，患者很大概率得不到及时救治。

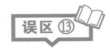

误区 ⑬

家人都没有得过肾病，自己也就没有顾虑了

✖　我家祖祖辈辈从来没有因为肾病死掉的。
而且我本人也没有糖尿病、高血压、肥胖
之类的诱因，肯定没问题的。

◯　即便没有患肾病的直系亲属，我们仍旧不
能对肾病掉以轻心，这点和癌症十分类似。
因为如今日本五分之一的成年人都被慢性
肾病困扰，我们再也不能等闲视之了。如
果仔细检查，有人可能会发现自己也已经
被病魔缠上。

第 *2* 章

长命百岁全靠强大的肾脏

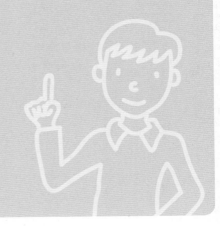

比"上大号"更重要的是泌尿排毒系统

食物不仅是用来填饱肚子的，也可以被分解成各种物质，再经由小肠，最终被血液吸收。比如，米饭提供的碳水化合物可以分解成葡萄糖，肉类和鱼类的蛋白质则会转化为氨基酸等。这些养分随着血液流向全身，发挥各自的作用。

所以"想吃啥就吃啥，填饱肚子就够了"的思想绝对要不得！健康意识高的人往往会考虑怎么吃、吃什么才能维持身体的正常运作。

不过进入"百年人生"时代后，仅仅这样还不够。我们不能单纯关注给身体里面加点什么，还要想想如何把体内的垃圾和毒素排出去。

希望各位记住，体内的垃圾和毒素是通过尿液排出的，而不是粪便。

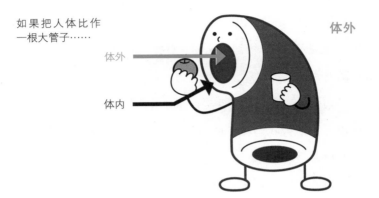

如果把人体比作
一根大管子……

体外

体外

体内

消化系统在"外部（体外）"

医学上，我们把口腔至肛门之间的肠道称为消化系统或消化道。消化道连接人体的内外环境。换言之消化系统也包括体外的部分。各位不要吃惊，我说的就是区别于体内的人体外部环境。

食物、淡水、空气还有消化液会流经这条管道，其间这条管道会吸收掉各种养分和必要的水分，最后把不需要的垃圾从肛门排泄出去。

我们的身体构造十分完美，它可以从位于外界的消化道把人体所需的养分吸收到体内，却不会让一丝一毫的有害物质进入人体。

比如胃液的酸性较强，它可以把有害的病毒和细菌杀死。如果异物进入胃部，胃部就会让它直接顺着消化道向下"走"，最后随着粪便排出体外，因此异物不会进入体内。

换句话说，排便其实也是在体外进行的！

而真正值得我们关注的是体内环境以及如何处理掉体内的有害物质。

体内会不断滋生各种有害物质。就连人们吃饭、呼吸也会产生不少垃圾和毒素。但好在肾脏能够让这些垃圾和毒素随着尿液排出体外。

人体内的大量蛋白质还会不断自我更新，而老化的蛋白质则会被分解成尿素并通过肾脏最终排泄出体外。如果肾脏出了问题，尿素就无法正常排出而滞留在体内，这种状况就被称为"尿毒症"。人一旦患上尿毒症，毒素就会在体内游走，最终导致死亡。

因此肾脏可谓是维持人们生存的基础器官，它同时是一套功能强大的净化系统，因此绝对不能有丝毫损坏。

观察尿液便知健康状态

通过尿液我们其实可以发现很多身体发出的信号。

随着糖尿病病情发展，人体内的葡萄糖，也会随着尿液排出。而如果盐分摄取过多，最终也会随着尿液排出体外。

蔬菜里含有大量的钾元素，如果摄取过多便会诱发高钾血症。高钾血症会导致心律不齐，继而危及生命。而肾脏则能帮助把多余的钾元素排出体外。

如果摄入了一些维生素 B 族保健品，尿液会偏黄而且也会发出独特的味道。因为体内多余的维生素 B 要通过尿液排出。

肾脏能够调节体内各种元素的含量，如果某种元素含量过多，肾脏就能把它们排出体外。排尿看似无足轻重，但肾脏为了让我们正常排毒，在一刻不停地工作着。

不过我们往往更加关注排便。一旦便秘或腹泻我们就会感到十分痛苦，而顺畅的排便则会让我们一天都感到畅快。

但是便秘并不致命。虽然过去曾有人因为霍乱引发的腹泻而患上脱水症，最终死亡。但自从人们发明了输液之后，脱水而死早就成为了历史。

很多人十分关注自己的排便情况，他们认为大便性状就是健康的晴雨表，但光靠观察粪便是不足以判断人健康与否的！

因为不论排便多么顺畅，我们都不能通过排便排出毒素。粪便中只含有食物产生的废气与肠道内细菌的残骸，以及大量的消化酶。

正如前文所言，粪便内含有的物质都属于体外。我们最应该关注的是体内产生的毒素是不是真的都能排出体外。而这项工作只能由肾脏完成。

排毒的本质不就是让大肠保持清洁嘛——这就是许多人的误区。

想要排毒就要让肾脏正常工作！

如果了解了这一点，您就再也不会为了那些靠不住的"排毒疗法"买单了。

肾脏出现问题，肠道内环境也遭殃

虽然体内毒素不能通过粪便排出，但排便通畅仍旧十分重要。众所周知，肠道内环境在很大程度上左右着我们的健康。而且它对于负责排毒的肾脏也有较大影响。

如果您最近发现肠道内环境开始变差，肠道内菌群也开始变得紊乱，那您就有可能患上了"肠漏综合征"。

这种疾病的病因是摄入过量砂糖和精粮，或者是偏食、暴饮暴食以及精神压力。一旦患上这种疾病，肠道屏障就会崩溃。

原本肠道应该属于体外环境，即人体外部。而肠道屏障一旦崩溃，就会有大量有害物质进入体内。随后人体便会出现过敏之类的异常现象。

原本，如果有体外毒素进入体内，肾脏就会把它们统统排出体外。毒素会进入血管，然后经由肾脏过滤，最后随尿液排出。而肠道内环境一旦遭到破坏，就连肾脏也会受到损害。

而且便秘和慢性肾病也有着密切的联系。

筑波大学的佳田圭一在美国以退役军人为研究对象进行了队列研究。他的研究主题是便秘和慢性肾病之间的联系。

最终他证明了患有便秘的人同时患上慢性肾病的风险更高。如果宿便一直积存在肠道里，其中的毒素就会被血液吸收，最终需要由肾脏过滤，这便给肾脏造成了极大的负担。

另外，日本东北大学科研团队也做过一个实验。他们让每周排便低于3次且有慢性肾病的患者服用改善便秘的药物，结果发现他们的血清肌酐指标也得到了改善。血清肌酐指标在体检中一般可以显示人体肾脏的健康程度。不知道各位在阅读体检报告的时候有没有注意到这一点呢？

而且，由于肾衰竭患者需要控制饮食和水分，所以他们更容易患上便秘。

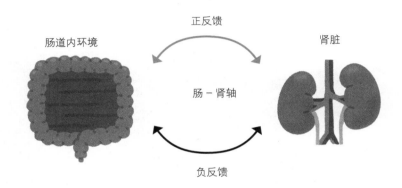

肠道内环境与肾脏关系紧密

　　换言之，肠道内环境恶化会导致肾功能下降，而肾功能下降也会导致肠道内环境的恶化。这就是所谓的负反馈。

　　肠道和肾脏的联系也被称为"肠 - 肾轴"，医学专家也对这一理论十分关注。

　　其实不仅是肠道，大脑和心脏之类的重要器官也有类似的联系，这部分我们将在后文说明。

心脏和肾脏之间的重要联系

大脑是一个人的根本。即使现在医学很发达，仍旧没能开发出大脑移植技术。如果大脑移植真的成功了，那么从某种角度来说，被移植的一方就再也不是自己了。因为大脑才是身体的主人。

大脑是身体的司令塔，它负责控制肌肉以及所有脏器的运行。

而心脏和肾脏同样身负重任。

心脏按照大脑发出的指令，每天要跳动 10 万次以上，并把血液、氧气以及各种营养运往全身。这样所有脏器才能正常工作。

如果人们遭遇危险，大脑会指示身体分泌一种名为肾上腺素的激素，同时人的心跳会加快，肌肉也会顿时充满血液（也就是说有大量氧气和营养进入肌肉），这样我们才能产生爆发力。

同样的道理，大脑向肾脏发出指令后，肾脏也会对人体做出各种调整。

这些调整中就包括控制体内的水分。我们身体中 70% 是水分，如果水分过多就会经由肾脏过滤，最后随着尿液排出体外。水分不足时大脑则会发出"口渴"的信号，提醒人们补充水分。

另外，血压、血液 pH 值（氢离子浓度指数）、电解质的调节，红细胞的生成也是由大脑先发出指令，随后肾脏再发挥作用（详见第 5 章）。

正因为肾脏能根据大脑的指令将血液和水分调节至最佳状态，我们全身的脏器才能稳定运行。

可以说心脏和肾脏都对人们的身体起着至关重要的作用，它们两者互相协助，缺一不可。

慢性肾病会引发如心肌梗死之类关乎性命的疾病，因此千万不能忽视。而且即便肾脏的情况已经极度恶化，人们也可能丝毫察觉不到（所以才要保持检查肾脏状况的习惯）。

虽然肾脏很不起眼，却是和心脏同等重要且不可或缺的脏器。而且心脏和肾脏的关系同样密不可分，它们的关系也被称为"心 - 肾轴"。

各位请看下一页的图表。

这是 2004 年发表于《新英格兰医学杂志》的一篇论文中的数据。顺带一提，《新英格兰医学杂志》是世界知名医学杂志。

这张表格里的"eGFR（估算的肾小球滤过率）"是表示慢性肾病严重程度的估值（详见第 5 章）。eGFR 数值越低，慢性肾病症状越严重，患者会同时增加心血管异常和心力衰竭的风险。换言之，肾脏和心脏也是相互联系的。

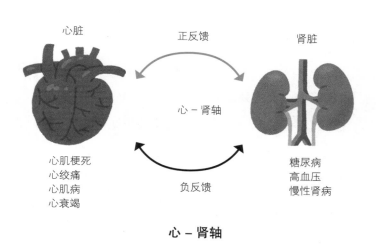

心－肾轴

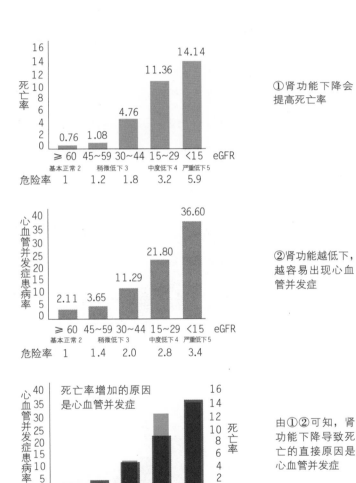

①肾功能下降会提高死亡率

②肾功能越低下，越容易出现心血管并发症

由①②可知，肾功能下降导致死亡的直接原因是心血管并发症

肾脏功能低下会增加因心血管病死亡的概率

　　早在这个理论出现前，临床研究已经证明了心脏和肾脏之间的联系。患者心功能恶化时也容易并发肾衰竭，而肾功能恶化反过来也容易导致心衰竭。

　　前文提到过，肾脏能够调整水分、电解质、pH 值，维持血液的稳定性。另外肾脏也能帮助我们控制血压，因此肾脏和心脏的联系十分紧密。

　　迄今为止，心脏病专家为了保护患者的心脏，往往会严格控制患者的血压。控制血压十分重要，随着对肾脏的深入了解，对肾脏的保护同样非常重要。

盛年更要关注肾脏状况

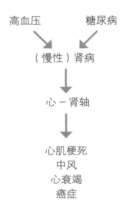

年富力强却危机重重

　　如上图所示，这便是正值壮年的人可能面临的风险。

　　肾脏随着年龄的增加，功能逐渐变差；如果同时伴有肥胖、高血压、糖尿病等症状，我们更容易患上慢性肾病。

　　患上慢性肾病后，受到"心－肾轴"的作用，心血管疾病的患病率也会增加，同时人们患中风和癌症的风险也会大大提高。其中尤其要注意慢性肾病和肠癌的联系。

近些年因患肠癌死亡的人数大大增加，按身体不同部位患癌的发病率来看，肠癌在女性癌症患者中发病率为第一，男性则为第三。造成这一现象的原因之一，可能就是慢性肾病发病率的提高。

人一旦患上了慢性肾病，那么这个人的死亡率则是健康人的 4 倍。而且慢性肾病患者的死因中，第一位是癌症，第二位则是心脏病，可以说肾病成为患者的一道"催命符"。

换句话说，那些威胁人们生命的恶疾背后，可能有一双"隐藏黑手"，那就是慢性肾病。

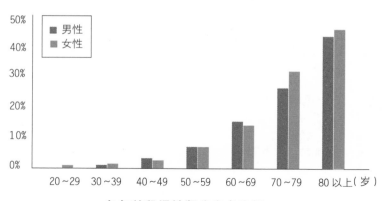

各年龄段慢性肾病患者比例

一般来说，患者在被慢性肾病"杀死"前，就很有可能先患上心肌梗死、中风或者癌症，最终因为这些并发症失去生命。

但是如今人们对慢性肾病的关注程度并不高。即便肾脏功能已经变差，自己也不以为意。因此病情才会在不知不觉间愈发严重，最终造成不可挽回的后果。

请各位看看上面的表格。我们可以发现，年龄越大患慢性肾病的概率越高，而且 50 岁后这种疾病的患病率会猛然上升。

可以说慢性肾病就是"万病之源"。如果您想长命百岁，就一定要在日常的健康管理中重视对肾脏的保护。

所有疾病都源于 AGE 导致的炎症

为什么慢性肾病能够引发那么多种病症呢?

一旦患上慢性肾病,人体就会产生大量的"AGE",这种物质十分危险,能够加速人体的老化并引起身体各处的炎症。

AGE 会附着在人体的正常组织上,并破坏人体组织。它造成的后果是人们肉眼可见的,比如皮肤的褶皱和色斑。除此之外,AGE 还会引发血管、大脑、内脏组织发炎。而炎症则是引发各种病症的根本原因。

如果一个人患上肾病,那么他的身体机能是这样恶化的(见下页图片)。

第 2 章　长命百岁全靠强大的肾脏

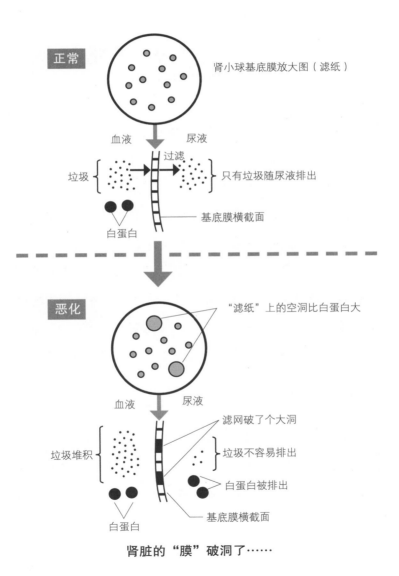

正常

肾小球基底膜放大图（滤纸）

血液　　　尿液

过滤

垃圾 { 　　　　只有垃圾随尿液排出

白蛋白

基底膜横截面

恶化

"滤纸"上的空洞比白蛋白大

血液　　　尿液

滤网破了个大洞

垃圾堆积 { 　　　　垃圾不容易排出

白蛋白被排出

白蛋白

基底膜横截面

肾脏的"膜"破洞了……

人类的肾脏上有一层专门用来过滤垃圾的膜状结构。我们可以把这层膜想象成泡咖啡时用的滤纸。它们都起着过滤的作用。

但 AGE 会附着在这层膜上，并诱发炎症，于是这层膜便开始出现了一些较大的空洞。许多蛋白质以及其他物质会透过这层膜随尿液一同排出体外。

慢性肾病正是由炎症引发的疾病，最近科学家们发现，就连心脏病、脑病、癌症也都由炎症引发。

然而，炎症本身是我们身体的重要免疫反应。人们受伤的时候，伤口会化脓、肿起，发炎现象肉眼可见。其实这就是免疫反应在守护我们的身体，与病毒对抗的证明。但是一旦炎症持续发展，没有消退的迹象，那么免疫系统就会发生紊乱，并诱发疾病。

AGE 本身就能引发炎症，而且会让发炎部位持续恶化。换句话说，AGE 不仅能引发炎症，还会加速病情的恶化。

因此患有慢性肾病的人同时患有其他疾病的概率也会增加，而且病情恶化的速度会比较快。

肾功能衰退者要格外小心感染

提到慢性病，我们总会想到电视新闻里常常报道的高血压和糖尿病。但是我认为血压和血糖高一些倒没有那么可怕，最可怕的是肾脏功能的衰退，这才是让疾病恶化的罪魁祸首。

特别是因慢性肾病而靠透析生活的患者，由于他们的免疫力极度低下，所以十分容易发生感染。

不少没有慢性病的患者因为害怕在医院感染病毒，所以尽量不去医院。事实上，那些免疫力低下的透析患者应该更害怕入院。但是，他们如果不去医院接受透析，可能连当晚都撑不过去。所以在疫情期间，他们每次去医院做透析都冒着巨大的风险。

其实医院方面也很理解患者需要面对的风险，因此接收透析患者的医院，在疫情期间会尽力避免医院感染。

高血压会让肾变差

大家还记得序章中介绍的上班族 A 君吗？虽然 A 君知道自己血压高，但事实上他并没关注自己的身体。而且世界上还有太多和他类似的人。

我们先来看看下一页的图。

目前，日本有大约 4300 万名高血压患者。

30 岁以上的日本男性中，高血压患病率高达 1／5，40 岁以上男性的高血压患病率更是高达 1／3。而 70 岁以上的男性中，高血压患病率竟然是 60%。换言之，随着年龄的增加，人们患高血压的概率也会越来越大。

在这 4300 万高血压患者中，有 33% 的患者没有察觉自己的症状因而没能及时接受治疗，同时也有 11% 的患者明知自己患病也不接受治疗。

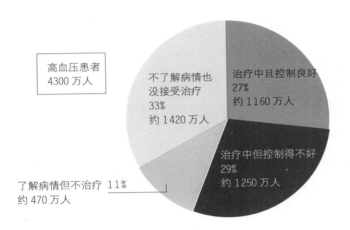

高血压患者
4300 万人

不了解病情也
没接受治疗
33%
约 1420 万人

治疗中且控制良好
27%
约 1160 万人

治疗中但控制得不好
29%
约 1250 万人

了解病情但不治疗 11%
约 470 万人

患病率、治疗率和控制率基于 2016 年日本全国健康与营养调查数据。

人口为 2017 年的估计人口。根据 NIPPON DATA 2010，识别率估计为 67%。

血压为 140/90 mmHg 以上，或通过服用降压药才能将血压控制在 140/90 mmHg 以下则判定为高血压。

日本高血压患者人数

接受治疗的患者中，有 27% 能较好地控制血压。

高血压只要不发展到重症，其实患者本人并不会有什么不良反应，即便病情发展成动脉硬化，患者仍旧没有任何感觉。所以这种病才容易被人忽视。

但是高血压远比我们想象的更加危险。据比尔及梅琳达·盖茨基金会（微软创始人比尔·盖茨和妻子共同建立的慈善机构）的研究显示，高血压已经成为危害人类生命的第一杀手。

提到高血压的凶险之处，我们最先想到的肯定是心肌梗死和中风。但我认为最可怕的反而是慢性肾病。

下面我就来讲讲我的理由。

高血压会导致肾脏血管动脉硬化。肾脏上的血管很细，因此很容易发生动脉硬化，而肾功能也会因此恶化。

另一方面，肾功能下降后，人体就不能顺利代谢出盐分和水分，因此血压便会升高。这就是"肾脏性高血压"，即便患者本身血压不高，随着肾病发展到三级水平，也会出现高血压的现象。

而且一旦高血压发展到四级（血清肌酐水平超过正常水平，发生肾功能衰竭）水平，患者的血压便会飙升，如果不服用大量降压药，就根本无法控制。

可以说血压和肾脏的关系十分密切，控制住了血压就能保护肾脏。

血压成了命运的岔路口

如果您在就医或接受体检时得知自己血压偏高，首先应该考虑一下，自己的肾还好吗？不要因为高血压并没引起不良反应就掉以轻心。

有调查显示，不少血压稍高的患者没有及时接受治疗，结果肾脏也出现了问题。

2016 年北京大学的科研工作者整理了来自世界不同国家的 7 个关于血压的研究结果。他们在论文中指出，即便是高压 120~139mmHg，低压 80~89mmHg 的轻度高血压患者，他们罹患慢性肾病的概率也是正常人的 1.28 倍。

而且不同人种、不同性别也有差别，东亚女性患病概率尤其高。所以我认为，日本女性一定不能忽视自己的健康，血压稍有异常就该尽快治疗。

另外，2016 年意大利那不勒斯费德里科二世大学的研究显示，高血压还能加速慢性肾病的恶化。高血压患者慢性肾病恶化的风险是血压正常的慢性肾病患者的 1.19 倍。而且高压 140mmHg 以上，低压 90mmHg 以上属于严重高血压，如果他们同时患上慢性肾病，那么病情恶化的概率则是一般病人的 1.79 倍[1]。

专家们还对 40,300 名没有肾病的普通高血压患者进行调查，结果显示高压 120mmHg 以上的患者罹患慢性肾病的概率也会提高。此次调查还表明了血压每升高 10mmHg，患慢性肾病的风险就会提高 6%。而且高压越高，风险越大[2]。

慢性肾病发展到后期就会变得很难治愈，最后病人不得不接受透析治疗。而且研究也证明了慢性肾病对血压的影响巨大，所以我们万万不能忽视"血压稍高"，万万不能任由病情发展。其实血压稍高也是一种幸运，因为至少我们还来得及寻医问药。

---

[1] 《美国肾脏疾病杂志》2016；67：89-97。
[2] 美国肾脏病学会 2011；6：2605-2611。

糖尿病患者防治肾病比控制血糖更重要

人工透析患者大概率同时患有糖尿病并发症。

所以我这个糖尿病医生才会把"不让我的患者透析"当成自己的座右铭。

但遗憾的是，很多医生只关注血糖的高低（具体来说，就是控制代表最近一两个月血糖水平的血红蛋白 A1c 数值），没能关注到患者肾脏的状况。

糖尿病的可怕之处并不是高血糖，而是并发症。并发症会引发肾病、视网膜病变以及神经类疾病，其中肾病最为致命。而且和视网膜病变或神经类疾病不同，糖尿病肾病有激增的趋势。

请允许我以专家的身份告诉各位，诊治糖尿病患者最需要关注的问题并不是控制血糖，而是仔细检查患者肾脏的状况。有些患者虽然能把血糖控制得很平稳，但由于此前高血糖的影响，他们的肾脏已经出现了问题。

而且不论是患者本人还是主治医师都无法了解患者此前血糖到底高到什么程度，因此我们不能仅仅因为控制住血糖就皆大欢喜，因为你可能早就患上了肾病。

如今医药科技发达，糖尿病肾病的早期发现和治疗已成为可能。

但还是有太多患者错过了最佳治疗时机。

原因无非以下两点：

1.患者认为控制好了血糖就没问题，所以不会接受进一步检查。这方面我将在后文向各位详细介绍。

2.很多医生不懂治疗肾病的方法。因为糖尿病专家一般不会检查患者是否患有肾病，所以他们自然也不知道如何治疗肾病。

对于大多数糖尿病医生而言，肾病根本不是他们的业务范围。

日本透析患者激增的真相

　　B 女士今年 55 岁，目前在家附近的房地产公司上班，朝九晚三，工作并不算忙。结婚前她在一家建筑公司工作，取得过建筑师资格，因此对于公司而言，她是一位不可多得的人才。

　　孩子成人之后，她和老公会在节假日一起旅行，结束一天的工作之后也会看看电影，每天过得都很充实。

　　可惜，一场意外却彻底改变了她的人生。

　　B 女士查出血糖偏高，于是就在家附近的医院接受糖尿病治疗，这让她十分安心。最近血红蛋白 A1c 大幅下降，这更让她喜出望外。

　　但有一天她的主治医师突然跟她说："我给您介绍一家专门做透析疗法的医院，今后您就在那家医院治疗吧！"

　　"透析？我？为什么啊？我的血红蛋白 A1c 指标不是好多了吗？"

元 气 代 谢 术

人工透析一般每周需要做 3 次，每次耗时 5 小时。这样一来，B 女士既不能出门旅行，也不能继续上班了。而且 55 岁的妇女接受透析治疗，寿命一般会缩短 15 年（透析学会 2004 年数据）。

B 女士本来还在畅想未来的人生，这一噩耗对她而言简直如雷轰顶。

主治医师见 B 女士惊慌失措，就拿出体检报告把"血清肌酐"这项数据指给她看，平静地对她说："情况已经到了这个地步，不透析怕是不行了……"

临床上，类似 B 女士的情况实在不少。患者往往正常接受糖尿病治疗，表面上身体没有什么不良症状，但肾脏已每况愈下，所以在某一天，医生突然给他们下达人工透析的"判决书"。

类似的悲剧为什么会不断重演？原因在于，糖尿病患者的主治医师关注的"血清肌酐"并不能帮助医生尽早确诊慢性肾病。

而真正值得关注的应该是"尿白蛋白"检测。这一部分我将在第 5 章为大家详细解读。

身体不能排毒的恐怖

上一节中，虽然 B 女士的肾脏状况已经恶化到不得不接受透析的地步，但血红蛋白 A1c 指标却在恢复正常。

那么到底是什么把她推向了透析的深渊呢？

事实上，糖尿病肾病如果不断恶化，患者的血糖反而会趋于稳定。因为，肾功能恶化会导致胰岛素无法向体外排出。

为了让血糖恢复稳定，胰腺会分泌胰岛素，抑制血糖的升高。几分钟后胰岛素完成工作，经过肾脏随尿液排出。

但糖尿病患者的胰岛素效果很差，血糖值会上升过多。为此，B 女士通过注射来补充胰岛素。

由于肾脏功能不佳，本来几分钟就能代谢掉的胰岛素，一时半刻难以代谢只能停留在血液内。这样一来，胰岛素降低血糖的作用会一直持续下去，最终导致血红蛋白 A1c 值下降。但是，在这种情况下，无论血糖值下降多少，都不值得高兴。

　　因为那个人的肾脏已经不能排出所有的毒性物质了。

　　人工透析就是代替肾脏进行解毒的治疗。因此，一旦进入透析，就不能中途停止，否则病人就只能迎接死亡。

人工透析的真相

　　人工透析是专门用来维持那些失去肾功能的患者生存的治疗手段。

　　肾脏的过滤功能一旦停止，体内产生的毒素和垃圾就不能顺利排出体外，而且水分也不能正常排出。

　　到了这个时候，患者要么接受透析治疗，要么接受肾移植，否则只能等待死亡。

　　如今，仅日本就有数十万名患者正在接受透析治疗。其实透析是一种比较"年轻"的治疗手段，美国西雅图华盛顿大学的斯克里布纳博士在 20 世纪 50 年代才研发出类似于我们今天使用的透析疗法。日本虽然在 20 世纪 60 年代引进透析机，但截至 1969 年全日本仅有几十台透析机。

　　即使在透析患者急剧增加的今天，也有很多患者表示拒绝接受透析，其中男性居多。

　　如果不接受透析治疗，患者便会全身浮肿、呼吸困难，痛苦不堪。最后，患者还是不得不接受透析治疗。等到透析见效后，患者会感到稍微舒适一些。此时，他们才知道自己身体的状况，原来不透析已经不能保住自己的性命。

日本把接受透析治疗的患者划分为"一级伤残"，即最严重的伤残标准，同时他们的医疗费用会由国家或健康保险协会承担。

透析每次耗时约 5 小时，每周需要进行 3 次。

虽然目前也有 4 小时就能完成的透析，但据了解，尽量延长透析时间对患者的身体更好。其实患者透析时间最好在 5 小时以上，但这样患者好比在医院上了一天班，而且在此期间什么都不能做。所以，5 小时已经是目前患者能接受的极限了。

患者的 QOL（生存质量）会因此大幅下降。

一旦开始透析，患者的血管就难免受到伤害，这大大增加了他们罹患动脉硬化的概率。而动脉硬化又会增加患心衰、心梗以及中风等心脑血管疾病的风险。

实际上透析患者有很大概率会在 5 年内死亡。所以我们一定要赶在不得不透析前接受治疗。

第 *3* 章

为什么我的身体不能排毒了？

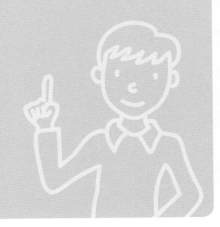

连医生都不知道的肾功能诊断法

很遗憾地告诉各位，类似第 2 章中 B 女士的例子不胜枚举，各位不妨读一读我编写的《糖尿病的生与死》，或者登录我诊所的官网，有太多的患者经历值得我们关注。

虽然我拼尽全力拯救了不少患者，但也有很多患者最终还是堕入了万劫不复的深渊。血清肌酐如果达到 6mg/dL 以上，就等于彻底错过了最佳治疗期。对于这类患者我实在无能为力。因为他们如果不立刻接受透析治疗，恐怕是会危及生命了。

每次给他们讲解病情的时候，我总是由衷地感到惋惜。如果他们能再早点接受治疗，那么是有机会治愈的呀！

事实上，不只是患者，就连负责检查的医生也对慢性肾病知之甚少。

"医生怎么能无知呢？"请不要惊讶，有些事情医生也不是都明白。

第 3 章　为什么我的身体不能排毒了？

很多医生会根据血清肌酐的检查结果来判断患者肾脏的状况，但实际上他们的检查手法未必正确。等到他们查出问题，为时已晚。

普通体检中，血清肌酐常常作为判断肾功能的标准，你可以看看手头上的体检单，上面一定会有这一项。而且你体检单上的这个指标必然是在正常范围内的。

但是很多时候即便血清肌酐显示正常，患者的肾脏功能也已然出现了问题。

慢性肾病并非急症，而是一种渐进性疾病。我们设身处地地替 B 女士想一想，要是主治医师能尽早采取妥当的治疗手段，可能她就不需要走到透析这一步了。但是主治医师恰恰是被血清肌酐蒙蔽了双眼，错过了最佳时机。

尽管如此，还是有一些医生对此不够重视，他们认为"血清肌酐稍微有点异常，顶多证明肾功能稍微下降而已"。

如果您真的想要了解自己肾脏的状况，希望您参考本书第 2 章内容，一定要去检查一下"尿白蛋白"情况。而关于尿白蛋白的知识，我将在第 5 章进行说明。

一般检测无法及时确诊肾病

现今的临床实践中，能够最为准确地掌握患者肾功能的检查必然是"肌酐清除率"检测。

不过，这项检查需要患者憋尿 24 小时，并且计算肌酐清除率还需要一套复杂的计算公式。因此不仅患者要住院检查，而且负责诊断的医生也必须对肾脏了如指掌。如果是那些对肾脏相关知识一知半解的医生，恐怕连什么是肌酐清除率都不知道。

普通的体检只能做简单的"血清肌酐"检查，可惜光靠这个是无法做到尽早确诊肾病的。换言之，目前很多患者没能接受正确的肾病早期筛查。

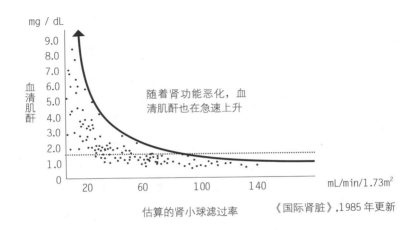

随着肾功能恶化，血清肌酐也在急速上升

估算的肾小球滤过率　　　　《国际肾脏》,1985 年更新

血清肌酐与肾功能的联系

我们要认识到，一旦血清肌酐水平出现异常，此时肾功能已经不能恢复，病人只能通过透析维持生命了。

从统计学角度来看，如果血清肌酐指标超过正常水平（虽然不同机构标准稍有区别，但基本上是 1.1mg/dL 以下），患者一般在 2 年内就必须接受透析治疗[①]。

而糖尿病专家即便对肾脏相关知识不甚了解，也能明确认识到一旦患者的血清肌酐超过 5mg/dL，就应该尽快接受透

---

① 日本肾脏学会《CKD 诊疗指南 2012 版》，东经医学社出版，P32。

析治疗。所以一旦遇到这样的患者，医生往往会向他们推荐能够进行透析治疗的医院，并希望他们尽快转院治疗。

也有很多糖尿病专家不知道如何避免患者走上透析的"绝路"，所以干脆一直等到患者不得不接受透析时，才突然告知对方。

其实，如果医生能够在患者血清肌酐指标异常、不得不接受透析治疗的两年前，就正确地检查病人的身体，然后早点告诉患者"如果您的病情继续发展下去可能就得透析了，我现在给您介绍一家更专业的医院"，相信患者一定能重获新生。遗憾的是，不是所有的医生都知道这些。

尿白蛋白检测挽救了多少人的生命？

为什么有些医生明知患者早晚都要透析，还要拖到最后一刻才向患者告知真相？因为他们自知不能治好患者，面对苦苦求生的患者，作为医生，这种状况是相当让人难堪的。而且可能很多主治医师不知道，现在医学已经取得了长足的发展，即使肾病严重恶化，也有治愈的希望。

我向大家坦白，从前的我也是如此。

那是 30 多年前，我还在母校北海道大学附属医院工作时发生的事：

北海道大学附属医院接收的患者基本上都来自北海道各地，他们往往身患重症、难症，自然也有很多糖尿病患者。

当年我知道糖尿病肾病的可怕，因此关注的永远只有血清肌酐。一旦我的病人出现了血清肌酐异常，我会专门为他给医术高明的肾病专家写一封介绍信。

直到有一天，那位肾病专家对我说：

元气代谢术

"牧田大夫,您是发现患者血清肌酐出现问题之后才给我写信的吧?您信中写的是'怀疑患者肾脏功能稍有退化'对吧?不单是您,其他糖尿病专家也容易犯这个毛病。其实,如果病人的血清肌酐异常之后我们再着手治疗,那就属于后知后觉了。到了这时候,病人很容易发生肾衰竭,没几年就要靠透析生活了。如果您能早点让病人来找我,或许一切都来得及。您可以检查患者的尿白蛋白水平,如果超过300mg/gCr[尿白蛋白/尿肌酐的比值,其中 Cr 为 Creatnine(肌酐)的简写],就一定要让他找我做进一步检查!"

此时我才幡然梦醒,原来尿白蛋白指标如此重要。从那以后,我便开始孜孜不倦地寻求患者尿白蛋白水平异常的治疗手段。

2007 年,研究人员发现使用替米沙坦这种控制血压的药物居然可以治疗轻症肾病。有研究显示,这款药物确实对那些血压正常的肾病患者有明显的疗效。换言之,替米沙坦不仅能够降低患者的血压,还对与血压关系密切的肾病有着良好的药效 ①。

①　《糖尿病护理》2007;30:1577-1578。

第 3 章　为什么我的身体不能排毒了？

　　2012 年，又有一项颠覆性的研究震惊了学界，那就是螺内酯可以治疗重症肾病。此前人们认为这款药有增加体内钾元素含量的副作用，因此不适合肾病患者使用。

　　我最开始对此也是半信半疑，只是壮着胆子尝试用药。

　　令人惊讶的是，患者的病情本身十分严重，但用药后他们的肾脏居然开始迅速恢复。原本尿白蛋白超过 2000mg/gCr 不得不接受透析治疗的患者，最终他们的这项指标居然恢复到了正常水平（参考第 5 章）。

　　我要感谢向我传达这些知识的前辈和来自世界各地的科研人员，也要感谢我的患者，是他们让我学会了如何挽救病人的生命，让患者不至于走向透析的绝境。

　　我更要感谢医学的进步，正是昌明的医学让我能够贯彻自己"不让我的患者透析"的座右铭。

　　所以我会提倡临床医生不能只关注血清肌酐，应该掌握科学疗法，尽力挽救病患，不要让他们走上透析的不归路。

从尿白蛋白检测看糖尿病肾病发展

尿白蛋白检测，顾名思义就是检查尿液中白蛋白的含量。与血清肌酐不同的是，尿白蛋白指标在肾脏开始衰弱的初期就会发生变化。

日本肾脏学会将人类正常尿白蛋白值设定为 30mg/gCr 以下。但不同医院会自己设定正常水平，我的诊所也有这项检查，而我们设定的正常水平为 18mg/gCr 以下。造成这一差异的原因仅仅是检测试剂的不同而已。

因此我在我的其他书中会把 18mg/gCr 以下作为正常水平。但为了避免读者误会，在这本书中我还是遵循日本肾脏学会的标准，以 30mg/gCr 以下为正常水平。

糖尿病肾病发展阶段

阶段	尿白蛋白（mg/gCr）或尿蛋白（g/gCr）
第一阶段 （肾病前期）	尿白蛋白正常 30 以下
第二阶段 （肾病早期）	尿白蛋白稍高 30~299
第三阶段 （显性肾病）	尿白蛋白明显增高 300 以上或持续尿蛋白 0.5 以上
第四阶段 （肾衰竭）	同上，血清肌酐异常（1.1mg/dL 以上）
第五阶段 （透析）	接受透析治疗

请各位仔细阅读上面的表格和下一页的"糖尿病肾病病情发展趋势图"。

尿白蛋白一旦超过 30mg/gCr，即可称为"微量白蛋白尿"，此时患者尿液中白蛋白的含量偏高。

即便尿白蛋白超过 30mg/gCr，患者也不会立刻患上肾病。不过，如果置之不理，患者还是会在至少 5 年，平均 10~15 年内患上肾病。而影响发病早晚的最大因素并不是血糖，而是血压！所以如果想要保护肾脏，不想让肾病恶化，比起控制血糖，我们更要努力把血压控制在合理范围内。

如果在微量白蛋白尿阶段（第二阶段 30~299mg/gCr）就开始接受治疗，那么患者就一定能够痊愈。但是如果我们一直不去检查尿白蛋白，就很有可能错过治愈的机会。因为慢性肾病患者很难自主察觉。

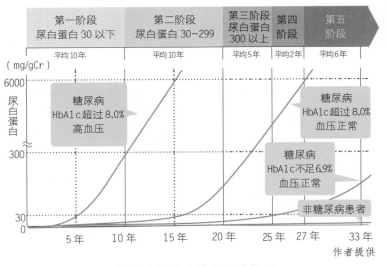

糖尿病肾病病情发展趋势图

由于患者没有明显的症状，所以只有病情拖延到尿白蛋白超过 300mg/gCr（第三阶段），即"显性白蛋白尿"，此时普通诊断才能确诊"尿蛋白呈阳性"（一般体检表这一项后面会是一个"+"）。

糖尿病肾病按照病情的发展程度，可以分为 5 个阶段，而尿蛋白阳性已经属于第三阶段（显性肾病）了。

第 3 章　为什么我的身体不能排毒了？

其实糖尿病专家会把尿白蛋白 300mg/gCr 作为"无可挽回的临界点"。换言之就是一旦尿白蛋白指标突破 300mg/gCr，患者就无法逃脱透析的命运了。

在到达这个临界点之前，患者的尿白蛋白上升速度比较缓慢，可是尿白蛋白指标一旦突破 300mg/gCr，病情便会突然加速恶化。

好在如今人类已经掌握了治疗肾病的方法，也有不少精通肾病的专家为患者的生命保驾护航。只要患者的尿白蛋白值不超过 500mg/gCr，我们就有信心让他重获新生。

不过一般医生只关注血清肌酐指标，而这项指标一旦出现异常，患者的病情就已经进入第四阶段（肾衰竭），彻底错过最佳治疗期。

我们再看一遍趋势图。第四阶段病情发展期很短，平均仅为 2 年。糖尿病患者的肾脏恶化至少需要 5 年，平均 10~15 年的漫长时间。但是一旦血清肌酐出了问题，患者在 2 年内就不得不接受透析。

糖尿病的发展规律几乎和癌症如出一辙，病情一旦发展到一定程度，就会迅速恶化，所以我们需要早发现、早治疗。这就导致了那些血糖控制不佳（HbA1c8.0% 以上）且有高血压的患者很快就会走上透析的绝境，而高血压无疑是把患者推向透析的最大原因。

其实有很多患者如果能早些接受尿白蛋白检查，就一定有机会治愈，不用走到透析这一步。那么什么是尿白蛋白检查呢？这部分细节我将会在第5章为大家详细介绍。

有数据显示，日本只有 19.4% 的糖尿病患者接受过尿白蛋白检查[1]。即便是糖尿病专家，能让患者接受尿白蛋白检查的也不到半数。

虽然糖尿病学会、医学会以及内科学会都向医生推荐这项检查，但显然医生们对此仍旧不够重视。

---

[1] 日本国立国际医疗研究中心，东京大学研究生院医学系"全国糖尿病治疗质量指标"。

可怕的数据：日本五分之一的成年人患有慢性肾病

据世界知名医学杂志《柳叶刀》的数据显示，截至 2017 年，日本已经有 2100 万慢性肾病患者，这一数字相当于日本五分之一成年人人口数量。

其实慢性肾病患者激增的问题不只出现在日本，全世界范围内都有这一现象。比如中国慢性肾病患者人数为 1.3 亿人，位居世界第一。美国也有 3990 万慢性肾病患者，相当于美国七分之一成年人的数量[1]。

在日本国际肾脏学会和日本肾脏基金会国际协会共同倡议下，从 2006 年起，每年三月的第二个星期四为"世界肾脏日"。并且，两家协会也组织了不少肾病科普活动。

在日本，有很多肾病患者的病情已经相当严重，而不得不接受透析治疗。

---

[1] 《柳叶刀》2020；395：709-733。

元气代谢术

下一页的图片展现了日本慢性透析患者人数的变化。截至 2018 年底，日本已经有 339,841 名透析患者正在生死线上挣扎。要知道，1975 年这一数字仅为 13,059 人。这些年透析患者人数的增长速度实在太过惊人[1]。

如今日本透析患者人数持续增加，每年新增病例 4 万左右。最可怕的是每年会有 3 万名透析患者死亡。日本已经成为真正意义上的透析大国了。

前文提到，在日本，透析病人被划分为"一级伤残"，医疗费用由国家或保险机构承担。这使得日本政府每年的医疗费用捉襟见肘，整个医疗体系面临崩盘的危险。

日本每年仅透析治疗费就需要政府拨款 1.6 万亿日元，如果算上并发症的治疗费用，恐怕这一数字会提升到 2 万亿日元。如果透析患者数量持续增加，日本的医疗制度必然面临重新洗牌的风险。

---

① 日本透析医学会"我国慢性透析现状（截至 2018 年 12 月 31 日）"。

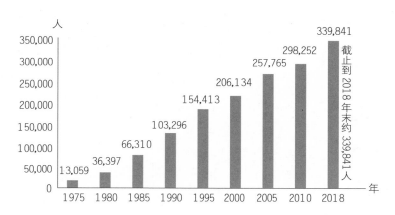

摘自"日本慢性透析治疗现状（截止到 2018 年 12 月 31 日）"（日本透析学会）

日本慢性透析患者人数

面对这一事态，日本厚生劳动省确立了到 2028 年底让日本透析患者人数减少 3.5 万人（减少 10%）的目标，并出台了一系列政策。

具体政策包括：①向国民普及慢性肾病相关知识；②加强保健医生和肾病专科医院的合作；③要求相关学会制定诊疗指导方针，推进高效治疗等[1]。

---

① "肾病应对研讨会报告" 2018 年 7 月 23 日。

　　但遗憾的是，这些政策的效果都很一般。

　　对于减少透析患者数量的手段，我的想法和厚生劳动省并不一致，这部分我将在后文详细介绍。

　　但无论如何，透析伤害得最深的仍旧是广大患者。

慢性肾病与多种病密切相关

一个年富力强的人，突然患上慢性肾病而且病情愈发严重，原因主要是高血压和糖尿病。当然，肥胖也和肾病有着千丝万缕的联系。

一般的体检都会包含血压、血糖以及体重，所以很多人都能了解自己这几项检测的指标。

如果高压超过 145mmHg，则可确诊为高血压。

如果血红蛋白 A1c 达到 7.2%，则可确诊为糖尿病。

如果 BMI 超过 32，则属于肥胖。

但是，很多人并不会将这些与肾病联系起来，总觉得"我只是血压高一点而已，跟肾脏没什么关系吧""大夫说我有糖尿病，但我的肾应该没问题""稍微胖点，没什么大不了的"。

高胆固醇、高尿酸等问题也和肾病有着紧密的联系，因此一旦这些指标出现问题也有必要考虑一下自己的肾脏是否出现了问题。但事实上很多人以为一种指标只对应一类疾病，因而都对自己的健康状况十分放心，总觉得问题不大。

我并不是在指责日本医疗从业人员不负责任。因为我本人早年间对肾病的认识也很不足。

我们如今面对的现实是，医务人员全心全意救治，患者积极配合治疗，并且日本的医疗资源十分丰富，可慢性肾病患者人数仍旧逐年增加，许多人不得不走上透析的绝路。为解决这一难题，寻求破局的思路应是我们的当务之急。

因此，我希望大家务必要对慢性肾病保持警惕，彻底检查一下自己的身体。

为什么普通体检查不出慢性肾病?

下一页是在出版社工作的 M 先生（46 岁，男性）的体检报告。我们可以看到，M 先生的各项指标十分符合他这个年龄段的广大男性同胞的特征。

希望大家结合着自己的体检报告，边阅读边思考。

M 先生的体检报告显示，他没选择肠胃钡餐检测而是做了一个胃镜，他的体检套餐中甚至包括骨密度检测，项目十分齐全。

套餐中并不包含尿白蛋白检测，而且目前日本主流的体检套餐都不包含这项检测。

下面请看体检报告的尿液检测中"糖"和"蛋白"两项指标。（详见①）

尿蛋白检测的效果其实远不如尿白蛋白检测，但总比光看血清肌酐来判断肾脏健康来得靠谱。

M 先生的尿液在"糖"和"蛋白"这两项指标中都是"-（阴

元 气 代 谢 术

M 先生的体检报告

检测单号		特定健康检查结果报告单			平川町出版株式会社	
拼音	M	出生年月	1974 年 5 月 5 日	检测日期	2020 年 9 月 10 日	
姓名	M	出生年月	男 /46 岁	（本中心 检测编号）	（40）	

既往病史			
用药史	脂质	脂质	无
主诉	肩膀酸痛、腰疼		
现病史			

	项目	特定健康检查标准值	2020 年 9 月 10 日 本次
身高体重	身高（cm）		169.7
	体重（kg）		70.9
	腰围（cm）	85.0 以下	90.2
	BMI	25.0 以下	24.6
③ 血压	收缩压（mmHg）	130 以下	136
	舒张压（mg/dL）	85 以下	98
血液中脂质检测	中性脂肪（mg/d）	150 以下	87
	DL－胆固醇（mg/dL）	40 以上	64
	LDL－胆固醇（mg/dL）	120 以下	120
	Non-HDL－胆固醇（mg/dL）	150 以下	137
肝功能检测	GOT（AST）（U/L）	31 以下	23
	GPT（ALT）（U/L）	31 以下	31
	γ－GTP（γ－GT）（U/L）	51 以下	23
④ 血糖检测	血糖（mg/dL）	100 以下	空腹 114
	HbA1c（NGSP 值）（%）	5.6 以下	6.2
① 尿液检测	糖	－	
	蛋白	－	

	详细项目	标准值	2020 年 9 月 10 日 本次

〜〜〜〜〜〜〜〜〜〜〜〜〜〜〜〜〜〜〜〜〜〜〜〜〜

② 血清肌酐检测	血清肌酐（mg/dL）		0.97
	eGFR（mL/min/1.73 ㎡）	60.0 以上	66.8
	按代谢综合征诊断标准判断		正常
⑤ 诊断	正常	代谢综合征。多项指标存在风险。 请注意生活规律，减轻体重、减小腰围	
诊断医生姓名	夏目彩		

性）"，如果尿蛋白一项呈"+（阳性）"，那就是显性蛋白
尿状态，也就是说明他的尿白蛋白指标超过了 300mg/gCr，那
么他的肾脏可能已经出了大问题，**必须接受肾脏内科诊疗。**

　　有些人尿蛋白指标居然是"±"，这就太让人迷惑了！
很多人觉得"±"就是"假阳性"，所以没必要太在意。但
如果您的尿蛋白指标是"±"，我还是劝您早做尿白蛋白检测。
此时很多人实际上尿白蛋白指标已经超过 30mg/gCr，我就接
收过不下 100 例类似的病人。这个阶段仍旧属于肾病早期，
只要抓紧时间治疗，就能将慢性肾病扼杀在摇篮中。

　　M 先生的单位体检没有尿白蛋白检测一项，但可以通过
血清肌酐指标计算 eGFR，并进行评估。（详见②）

　　本书提到过，血清肌酐本身不能帮助我们在早期发现慢
性肾病。一旦血清肌酐出现问题，说明慢性肾病已经比较严重。
因此，只有计算出 eGFR 才有意义。

　　M 先生的 eGFR 指标显示为"66.8（标准值）"，并未显
示有任何病症。但我认为 M 先生还不能掉以轻心。

　　由于 eGFR 水平会随着年龄下降，因此年轻时这项指标应
该尽量高一些才好。一般来说，40 多岁的人这项指标应该超
过 70.0。但 M 先生的这项指标仅有 66.8，等他到了 50 岁的时候，

这项指标很有可能跌破 60.0。

M 先生的体检单中，有不少指标显示出他肾脏的状况不容乐观。

首先是血压。高血压是慢性肾病恶化的最大原因。M 先生虽然不是重度高血压，但已经超过正常标准。我建议他减少盐分的摄入，必须把高压控制在 135mmHg 以下，低压控制在 85mmHg 以内。（详见③）

其次是血糖。M 先生的空腹血糖血红蛋白 A1c 值已经超过正常水平。M 先生很快就会成为糖尿病患者了。（详见④）

如果本就患有高血压的 M 先生再患上糖尿病，这对他的肾脏而言更是雪上加霜，因此他必须时刻注意自己的血管健康。如果有需要，最好口服降压药，控制病情。

而且最值得关注的是，一旦糖尿病病情持续发展，那么 M 先生很容易患上肾病。

另外，M 先生还有患代谢综合征的风险，这就表示肥胖、高血压和糖尿病会"合伙压榨"肾脏，他的肾功能很有可能越来越差。（详见⑤）

顺带一提，M 先生后来到我的诊所测了一次尿白蛋白，结果是 2.9mg/gCr，很不错！但是他也要认识到这个结果只能证明现在没问题。

　　糖尿病会促使尿白蛋白水平朝着不好的方向发展，而 M 先生血糖很高，今后一定要注意观察。

　　那么，为什么 M 先生的 eGFR 水平不太理想，但尿白蛋白水平却很不错呢？这其实是因为检测的种类（项目）完全不同。

　　尿白蛋白水平可以告诉我们，肾脏上的"滤网"的健康程度（相当于检查滤网是不是被撑破了），检测结果主要通过尿液中的白蛋白含量获得。而 eGFR 检测则是通过流经肾脏被膜的血液状态推测肾功能。

　　所以我建议各位两种项目都检测一下，其中尿白蛋白检测更能直观地反映肾脏状况，因此一定要检测。

　　我相信很多读者朋友的体检报告和 M 先生十分相似，不论是公司组织的体检还是各位自己去医疗机构做筛查，检测结果并不会有太大差异。

　　如果各位和 M 先生的想法一样，都觉得"虽然自己的血压和血糖都不太理想，但也没必要再查什么尿白蛋白了吧？"

那么我要告诉你，那样想很危险！

　　患者的个体差异十分明显。因此，要想知道这个沉默的脏器现在到底好不好，我们就必须检查尿白蛋白。

　　总之请各位一定要行动起来，保护好自己的肾脏！

临床怪现象：一片好心反而害了病人

有些医疗手段虽然对确定患者的病情有些帮助，但会加重患者的肾脏负担，比如使用造影剂。

造影剂会让人们的肾功能越来越差，甚至会患上"造影剂肾病"。

造影剂，顾名思义就是做 CT 和 MRI（核磁共振）检测时，使早期肿瘤显形的药剂。如果人体有癌细胞，造影剂能清晰地标注出其具体位置。

如果胰脏癌没有在早期被发现，就会耽误治疗，所以放射科医生主张使用造影剂。

我也推荐肾脏有问题的病人使用造影剂帮助确诊。一般来说，CT 和 MRI 使用的造影剂的剂量都很少，因此只要多加注意，并不会对患者造成伤害。

但是，如果病人的肾脏本身就脆弱不堪，造影剂则会对他的肾脏造成更大的伤害。因此，如果患者肾脏不好，那么

元 气 代 谢 术

使用造影剂之后一定要及时输液，尽早排出残留在体内的造影剂，这样才能最大限度地减小药剂对肾脏的伤害。

当然，如果医生根本不知道患者肾脏好不好，那就另当别论了。

心脏导管治疗时更要注意造影剂的用量。导管治疗中，医师需要在屏幕上观察造影剂的流动，如果操作的医师不够专业，则治疗需要耗费大量时间，而且造影剂的用量也会十分惊人。

曾经有一位轻度肾病患者差点被造影剂夺走性命。当时他的尿白蛋白水平超过 30mg/gCr，但使用了造影剂后，他的尿白蛋白指标在短时间内居然飙升至 2000mg/gCr 以上。所幸当时我们就发现了他的异常，挽救了他的生命。

实际上，很多时候医生很难发现造影剂是否使用过量。因为导管治疗后，肾脏不会突然罢工，尿白蛋白水平却会慢慢升高，之后的数年内，患者则有很大概率走进透析室。

因为主治医师并没有意识到自己的导管治疗损害了患者的肾脏，所以悲剧才会反复上演。

主要 NSAIDs（非甾体抗炎药）

阿司匹林（乙酰水杨酸）、百服宁	扶他林（双氯芬酸）
消炎痛（吲哚美辛）	萘普生（甲氧萘丙酸）
安吡昔康	萘丁美酮
莫比克（美洛昔康）	乐松片（洛索洛芬钠片）
奇诺力（舒林酸）	布洛芬（异丁苯丙酸）
扑湿痛（甲芬那酸）	希乐葆（塞来昔布）
依托度酸	

此外，最近几年整容外科医院经常给病人开具的消炎镇痛药也需要注意。

NSAIDs 是 Non Steroidal Anti-Inflammatory Drugs 的缩写，意为非甾体抗炎药，其中最有代表性的就是乐松片和扶他林了。这类药经常用于临床（见上表）。

这类药大多不需要处方，我们很容易就能在药店买到。而且不少人觉得这类药疗效很好，所以会经常使用。但我想告诫这些朋友，如果再这样任意用药，恐怕你的肾脏就要吃不消了！可惜，很多医务工作者同样对此知之甚少，会让患者"放心吃药，长期治疗"。

前文已经提到过，高血压是慢性肾病的诱因，所以降压药确实有助于控制肾病的发展。然而，有些药不但不是"续命丹"，反而成了为害肾脏的"催命符"，因此一定要注意药品的选择。

令人吃惊的事实：过量蛋白质损害肾脏

有些东西虽然看起来对身体有好处，可以多吃一点，但实际上却对肾脏有危害。其中比较有代表性的就是蛋白粉。

我曾经在各种场合表示过随意食用蛋白粉很危险。但还是有很多人对蛋白粉无条件地信赖，觉得多摄入蛋白质对身体好，而且他们认为蛋白粉里的蛋白质更容易被人体吸收，还能防止肌肉萎缩，十分迷信蛋白粉。

其实以前只有健美先生才会食用蛋白粉。现在蛋白粉人人都能买到，皆会食用，除了冲剂之外，还有蛋白棒、蛋白胶等形式，总之是怎么方便怎么来。有人甚至把蛋白条当成代餐吃。

每次我在讲解蛋白粉的危险性的时候，总有人表示质疑和反对：

"牧田老师，你明明让我们限制糖分摄取，多补充蛋白质，为什么还让我们小心蛋白粉呢？"

"蛋白粉的原料都是牛奶或者大豆之类的纯天然原料，吃了也没有什么坏处啊！"

我想告诉各位，日本的每日蛋白质摄入推荐量：男性每人每天 60g，女性每人每天 50g。而且，这个量已经设定得比每日人体所需蛋白质量增加了 10g。其实，人们每天所需摄入的蛋白质量本来就很少，即便我们每天都运动，也没必要如此兴师动众地补充蛋白质。

以下三点，是我需要和各位特别说明的：

1. 即便想要练出肌肉也无须补充蛋白质。

2. 即便补充蛋白质，也未必能长出肌肉，也不会提高你的运动能力。

3. 过量摄入蛋白质对肾脏贻害无穷。即便补充蛋白质，也应该从食物入手，而不是通过那些人工合成的粉状、胶状的蛋白质、氨基酸补充剂。退一万步说，即便它们的成分来自牛奶和大豆，对肾脏的伤害仍旧不容小觑。

曾有一位尿白蛋白水平突然升高的患者来我的诊所接受

治疗，他告诉我："我自从开始用上教练推荐的蛋白粉，身体就越来越糟了。"虽然停用蛋白粉之后，他的身体又恢复了健康，但若是他执迷不悟，后果不堪设想。

损害健康的致命误区：运动之后要补充蛋白质

"生物化学"是我们医学专业学生的必修课之一，但很多学生觉得背化学公式太没意思，所以这门课可谓饱受诟病。

但是我当年特别喜欢这门课。即便到了现在，我也很喜欢阅读《图解生物化学》之类的专业书籍。

通过阅读这些教科书，我发现随意补充蛋白质会对身体造成很多不好的影响，虽然有点专业，但因为很重要，我还是来讲解一下。

不论我们吃鱼、吃肉还是吃豆腐（当然也包括人工蛋白质），都需要人体进行消化，此时蛋白质已经被转化为氨基酸，而氨基酸正是构成人体蛋白质的材料。

不论你运动与否，蛋白质每天都会在你的体内不断生成，并转化为你的肌肉。所以"运动后需要补充蛋白质"这个说法本身就是错的，补充蛋白质和运动无关。

第 3 章　为什么我的身体不能排毒了？

　　那么，我们每天会生成多少蛋白质呢？人体每天差不多会消耗 400g 蛋白质，又会生成 400g 蛋白质。而生成蛋白质的材料就是前文提到的氨基酸。

　　话已经说到这里了，你怎么想呢？

　　"看来还得补充蛋白质，要不然氨基酸不足，就会腰酸腿疼的。"

　　但事实远非如此。如果一个人不去补充蛋白质，导致蛋白质不足，恰好他又被困深山，遭遇自然灾害，好几天都吃不上东西，那么是不是他在短时间内就会死亡呢？当然不是。为了防止我们因此枉送性命，我们的身体会完美地做出应对。

　　我们的身体中有一套称为"氨基酸池"的系统。顾名思义，这套系统就好像储存着大量氨基酸的池塘（水库）。

　　具体来说，人体的细胞中、血液中、细胞外的细胞外液中总共储存着 100g 氨基酸。

　　而且氨基酸池中的氨基酸通过三种生成途径和三种消耗途径保持动态平衡。

　　首先，我给各位介绍一下氨基酸三种生成途径：

元气代谢术

1.分解肌肉等体内的蛋白成分，从而生成氨基酸。

2.通过食品中的蛋白质获取。

3.人体自主生成氨基酸。

其中第一种最为重要。通过分解、破坏蛋白质重新获得氨基酸。

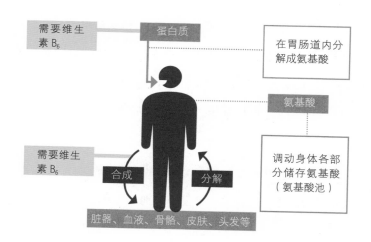

氨基酸池概念图

下面我们来了解一下氨基酸的消耗途径：

1.组成身体（包括肌肉）各部分的蛋白质。

108

2. 过剩的氨基酸转化成尿素氮，随尿液排出。

3. 合成葡萄糖和脂肪。

其中第二种最为重要。过剩的氨基酸会转化成尿素氮，并随尿液排出。而这一过程需要肾脏参与（过滤）。如果肾脏不堪重负，这方面的功能也会下降。

医学上我们将这种现象称为肾小球滤过功能障碍。

早在 1982 年，著名肾病学家布伦纳·雷克托就发表过一篇阐述摄入过多蛋白质会加重肾脏的过滤负担，导致肾功能变差理论的论文[1]。由布伦纳教授编著的世界著名肾病学教科书《肾脏》中也记录着同样的内容。

几乎所有医生都知道，一旦病人的肾脏出现问题，就应该让他们尽量减少蛋白质的摄入，这可以说是常识。但很多医生却不了解蛋白粉对身体的害处。

根据氨基酸池的运作机制，我们现代人本身不会特别缺乏蛋白质，通过蛋白粉大量摄入蛋白质，反而会让肾脏越来越糟。

---

[1] 《新英格兰医学杂志》1982; 307: 652−659。

　　我承认蛋白质是一种重要的营养物质，我们有必要通过食物合理适量地获取。但要知道，正常吃饭就足够补充蛋白质了。如果真的缺乏蛋白质，也不要使用蛋白质补充剂，而是要多吃肉类、鱼类和豆类。

即使是运动员也不应该过度摄入蛋白质

运动员和健美先生使用蛋白补充剂是否真的有效？这一话题可谓经久不衰。

其实这个问题早有定论。1994 年英国邓迪大学的研究人员完成一篇长达 17 页的报告。报告中已经明确地否定了蛋白质有利于运动员提高运动成绩的论调[1]。

这个团队以 26 名男女健美选手为对象进行实验。实验人员要求他们按照体重，每 1kg 则每日须摄入 1.93g（如 60kg 则须摄入 115.8g）高蛋白饮食。但实验结果显示，他们的肌肉水平并未得到提升。

另外，耶鲁大学也进行过一次实验。实验人员要求运动员每天摄入蛋白质不得超过 55g，结果他们的肌肉水平反而提升了 35%。

---

① 营养学会会刊 1994；53：223-240。

从这些结果来看，"运动之后需要补充蛋白质"的说法恐怕是有待商榷。

比如我就听过一个患者跟我讲，健身房的教练跟他说："运动会消耗葡萄糖，导致能量不足，而一旦人体能量不足，就会消耗肌肉，因此一定要补充蛋白质哦！"然后会向他推销那些蛋白补充剂。

我对健身教练并没有什么恶意，但从生物化学的角度来看，他们的理论实在让我不敢赞同。

葡萄糖（包括那些已经转化为糖原并储存在体内的物质）作为人体的能量，自然会被消耗，但糖原消耗掉之后人体并不会直接消耗肌肉，而是会先消耗脂肪。一般人（假设是一名 60kg 的男性）体内储存的脂肪足够保证一个月的能量消耗。

只有这些脂肪都消耗掉，人体才会使用最后的手段，将肌肉中的蛋白质分解转化成能量。

那么，为什么最后才会消耗肌肉呢？因为用来生成肌肉的蛋白质突然不足，人体就会遭遇极大的危险。而主动规避风险正是人体的神奇之处。

如今我们生活在文明社会，几乎不会遭遇不得不靠消耗蛋白质才能维持生存的情况。更何况健身房里的那点儿运动量，实在算不得什么。

一位正值壮年的上班族，好不容易挤出时间去健身房锻炼身体，为的就是身体健康。希望他能拥有一双慧眼，千万不要带着保护身体健康的心来，带着千疮百孔的肾走。

第 **4** 章

新时代健康长寿的 17 条秘诀

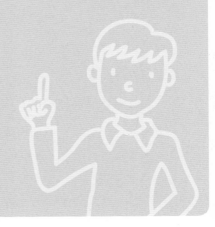

元 气 代 谢 术

第 1 条 不要偏听偏信体检报告

首先要跟大家重申一遍，我从不认为体检完全没有用。同时我也没有说过公司组织的体检和我们自己去做的体检什么都查不出来。

我们每年还是应该老老实实地做体检，了解一下自己血糖、血压和胆固醇的情况，并掌握身体发生的变化。

如果你的运气够好，就能在身体出现大问题前就查出隐患。

但是千万不要期待通过体检查到早期癌症。那些普通体检就能查出来的癌症，往往已经到中晚期了，而且治疗难度可能大得远超想象。

普通体检同样难以发现早期的慢性肾病。普通体验中肾功能的诊断指标一般是血清肌酐，这种指标根本靠不住，反而还会给人一种一切正常的错觉。

116

为了保护好我们的肾脏，我们首先要清醒地认识到，虽然手里的体检单里，血清肌酐那一项指标处于正常范围内，但肾脏却未必那么健康。

元 气 代 谢 术

第2条 尿白蛋白检测的目的是发现问题

既然普通体检无法帮我们发现潜在的慢性肾病，我们就应该接受那些真正能够发现问题的检查。

这项检查就是我在前文中反复强调的"尿白蛋白"检测。

我诊所的候诊室墙上贴着一张海报。这张海报是十多年前日本医师协会发给会员的赠品。上面写着"为了守护您的肾脏，糖尿病患者请及时检查尿白蛋白水平"。但遗憾的是，很多医生直到现在都不会给病人安排尿白蛋白检测。

因此，为了了解自己肾脏目前的真实状况，我们一定要主动出击。我们完全可以去平时常去的诊所，跟医生说"我想测尿白蛋白"。

其实血检和尿检不论是大医院还是小医院都能检查。所以这项检查完全可以在社区医院进行。

但是很多医生都不太关注这项检测，所以你一定要主动要求。

如果你患有高血压、糖尿病或高胆固醇，那么你就更容易患上慢性肾病，所以你必须每年检测一次自己的尿白蛋白水平。

随着人们慢慢理解"只关注血清肌酐水平，很可能延误慢性肾病的诊治"，目前已经有些体检套餐包含 eGFR 项目。但总体上看，这项检测还不是很普及。

	G1	G2	G3a	G3b	G4	G5
eGFR 水平 （mL/min/1.73m²）	大于 90	89~60	59~45	44~30	29~15	小于 15
肾脏功能	正常	正常或轻微下降	轻微～中度低下	中度～严重低下	严重低下	晚期肾衰竭
治疗方法		改善生活				
			饮食疗法 药物疗法			
					可能透析、肾移植	准备透析、肾移植

慢性肾病阶段分类

eGFR 可以通过将血清肌酐、年龄以及性别输入特殊公式进行计算。

肾功能随着年龄增长确实会出现衰退现象，虽然血清肌酐水平相同，但年龄越大 eGFR 指标也会越低。

如上页图表所示，eGRF 水平如果能保持在 90mL/min/1.73m^2 以上，那自然是理想状态，而 89~60mL/min/1.73m^2 则属于正常或偏弱。不足 60mL/min/1.73m^2 则可以确诊为慢性肾病。如果连 30mL/min/1.73m^2 都不到，那么病情就已经发展到 G4 阶段，即肾衰竭状态（尿白蛋白超过 300mg/gCr、血清肌酐过高即可判定指标异常）。而如果这项指标在 15mL/min/1.73m^2 以下，患者则必须接受透析治疗。

即便是血清肌酐指标正常的人，经过计算，也可能发现 eGFR 已经出现异常，表明肾脏功能早就出现了问题。

血清肌酐指标超过正常水平时，患者的 eGFR 指标其实已经跌破 30mL/min/1.73m^2，肾衰竭状况也开始显现。尿白蛋白检测能让我们掌握自己的 eGFR 水平，它的目的是让我们对慢性肾病早发现、早治疗。

第 3 条　不要相信没有知识底蕴的庸医

如果你向医生提出检查尿白蛋白的请求，医生却告诉你"没必要查那个"。我敢肯定，这位医生绝对没有具备足够的知识。

确实，多数医生的工作十分繁忙，他们没时间学习自己专业领域以外的知识。但是，日本的慢性肾病患者逐年递增，甚至撼动了日本的医疗制度，慢性肾病已经成为危害国民健康的隐形杀手。最重要的是，它还能引发各种关乎性命的恶疾，因此简单的一句"不清楚"又怎么能当成忽视病情发展的理由呢？

为什么一定要选择好大夫，主要出于以下两方面考虑：

第一，好大夫能帮你正确地了解肾脏的状况。

第二，如果发展成了慢性肾病，好大夫也能帮你治疗，让你免于透析。

如果前文提到的两项指标都出现了问题（尿白蛋白 30mg/

gCr 以上，eGFR 不足 60mL/min/1.73m^2），那么就有可能患上慢性肾病。如果治疗不当，就不得不去肾脏内科接受透析治疗。

如今的糖尿病、高血压患者，很有必要问问自己的医生"您会不会治疗肾病"。如果医生的回答是肯定的，那我们自然可以放心；如果对方模棱两可，你就一定要想办法换个主治医师了。

另外，糖尿病、高血压和肥胖方面的问题也不能只靠医生，你自己平时就要关注自己的身体变化。

除了体重和血压外，还要准备一台简单、好用的血糖仪来测量自己的血糖，并做好记录。有了这些记录之后，我们在和医生讲述病情的时候就能做到有据可依了。

第 4 条　控制血压

正如前文所述，高血压是慢性肾病的一大诱因，而一旦患上慢性肾病，血压上升的速度也会变得十分惊人。**换言之，肾脏和血压之间有着密不可分的联系，因此我们平时一定要注意控制血压。**

下页便是高血压治疗指导图。

简单说来，"高血压"指的是诊室血压（在医院测量的血压）收缩压 140mmHg 以上，舒张压 90mmHg 以上，或者两种条件同时满足的时候。

正常血压一般为收缩压 120mmHg 以下，舒张压 80mmHg以下。高血压和正常血压之间还有高值血压和正常高值血压两种更细的分类。

在放松状态下测量"家庭自测血压"，则不论是高压还是低压，正常水平都要比诊室血压设定低 5mmHg。

高血压治疗指导图[①]

分类	诊室血压（mmHg）		家庭自测血压（mmHg）	
	收缩压	舒张压	收缩压	舒张压
正常血压	＜120 和＜80		＜115 和＜75	
正常高值	120~129 和＜80		115~124 和＜75	
高值血压	130~139 和/或 80~89		125~134 和/或 75~84	
一级高压	140~159 和/或 90~99		135~144 和/或 85~89	
二级高压	160~179 和/或 100~109		145~159 和/或 90~99	
三级高压	≥180 和/或≥110		≥160 和/或≥100	
（孤立性）收缩高压	≥140 和＜90		≥135 和＜85	

如果人患上了慢性肾病或糖尿病，就一定要密切关注自己的血压。为了延缓慢性肾病的暴发和恶化，我们需要把诊室血压控制在收缩压 130mmHg 以下且舒张压 80mmHg 以下，家庭自测血压控制在收缩压 120mmHg 以下且舒张压 75mmHg以下。

如第 2 章所述，即便我们处于高血压前期阶段，即高值血压（收缩压 120~139mmHg），患慢性肾病的概率也会有所

---

① 日本高血压学会，2009。

提高。

收缩压过高更容易引发肾病，所以我们应该尽量把家庭自测血压控制在收缩压 115mmHg 以下，舒张压 75mmHg 以下。

重要的是，不要只依赖诊室血压。如果你正值壮年，也希望守护自己的健康，那就一定要自己在家测量血压。

每天起床上完厕所，你就可以赶在早餐前测量一次血压。要选择固定大臂测量血压的正规血压计，而不是测量手腕的简易式血压计。

第5条 控制血糖

对于糖尿病患者而言，最恐怖的噩梦便是并发肾病。所以，一旦你被确诊为糖尿病，除了严格控制血糖外，还要格外关注肾脏健康。

如果糖尿病肾病仍旧处于第一、二阶段（参考第83页表格），只要严格控制血糖就能阻止病情的恶化，因此在这个阶段，控制血糖绝对是最有效的治疗手段。同时，如果有必要，还可以同时服用降压药控制血压。

当然，即便你没有糖尿病，同样有必要控制血糖。控制血糖能预防糖尿病，也能减少患肾病的隐患。

血糖会随着摄入的食物不同而发生变化，所以我们最好时不时地给自己测测血糖。

比起空腹血糖，我们更该关注的是血红蛋白 A1c 水平。空腹血糖会根据前一天饮食的不同而变化，但血红蛋白 A1c 水平则能够展现近一两个月血糖的总体趋势，因此可信度更高。

对于正常血糖的概念，不同医疗机构的解释稍有不同，但一般来说非糖尿病患者的血红蛋白 A1c 水平能保持在 6.0% 以下就没问题。

为了防止因糖尿病而并发肾病等一系列并发症，糖尿病患者应该将血红蛋白 A1c 水平控制在 7.0% 以下。但如果一味要求高龄糖尿病患者控制血糖，则容易造成患者发生低血糖症状。因此对于 75 岁以上的糖尿病患者，日本糖尿病协会以及欧美各国都把这一标准提高到 8.0% 以下。

第6条 控制体重摆脱代谢综合征

我们再看一次这张图：

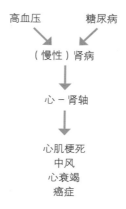

年富力强却危机重重

慢性肾病连接着心－肾轴，继而引发危及生命的各种疾病。

慢性肾病的诱因主要有高血压和糖尿病。而高血压、糖尿病患者又普遍肥胖。

实际上，人们随着体重的增加，患高血压、糖尿病的风险也会随之增加。肥胖还会导致免疫反应异常，脂肪细胞分泌细胞因子，继而导致各种疾病。

代谢综合征指的是男性腰围超过 85cm，女性腰围超过 90cm（女性体脂量一般超过男性，因此标准比男性高），且血压、血糖、血脂三项指标中有两项出现异常的状态，而且超标的项目越多，就越容易患上慢性肾病。

反之，减轻体重、改善血压后，患慢性肾病的概率也会大大降低。而且，由于慢性肾病和心脏病也有很大关系，所以肾脏的各项指标趋于正常也能有效降低患心脏病的风险。

因此，肥胖不仅仅影响一个人的外表，同时也是很多病症的诱因。

但是，让一个严重肥胖的人减肥实在太困难了。据我的治疗经验，男性一旦超过 100kg，女性一旦超过 80kg，想要减肥就要费很大功夫。

一般说来，体重达到这个程度的人几乎都患有糖分依赖症（糖瘾），他们完全无法抵抗米饭、面包和甜食的诱惑。因此他们可能需要通过服用药物或接受手术才能瘦下来。

实际上，美国一般会对重度肥胖人群实施内镜减重手术，

让他们的胃变小。据 2018 年一项研究显示，接受这项手术后，
罹患慢性肾病的概率会降低 50% 以上，而且肾功能已经出现
问题的患者在接受这项手术后，尿白蛋白水平也得到了明显
改善。

第 7 条　减少盐分摄入量

　　日本人的盐分摄入量仅次于韩国，男性每天平均摄取 11g 盐，女性则是 10g。而这已经是日本人收敛之后的成果了，要知道以前日本人每天平均要摄取 15g 盐啊！

　　WHO（世界卫生组织）推荐的每日盐分摄取量仅为 5g 以下，因此日本人的控盐之路还没走完。

　　肾脏可以调节体液中的盐分含量。如果盐分摄入过多，肾脏为了保持血液中盐分的浓度，就需要增加体液中的水分含量，稀释盐分。于是人的血压上升，增加患肾脏疾病的风险。

　　有研究结果显示，每天摄入的盐分一旦超过 6g，不久后人就会患上高血压，而每日摄入盐分小于 3g 的人就不太容易患上高血压。而且连续 4 周以上把每日盐分摄取量控制在 3g 以下，不论是高血压患者还是正常人，血压都能下降 3.6~5.6mmHg。

　　有报告指出，高血压患者如果能将每日盐分摄入量控制在5.2g以下，连续30个月，那么40%的患者血压有明显改善。这一现象在高龄患者中尤其明显。

日本人本身就属于盐敏感性高的民族，只要盐分摄入得稍微高些就会引起高血压。因此日本人尤其需要控盐。

腌渍食品、面汤等一定要尽量少吃，同时也不要多吃精加工食品。像便利店的盒饭和超市里的沙拉、酱汁等，这些食品为了提高保质期会加入大量盐分。

如果我们平时常吃这种加工食品，早晚会陷入过量摄入盐分的泥沼而不能自拔，久而久之我们的舌头对咸味的敏感度也会降低。希望各位从此把口味变得清淡一些，让味觉复苏。

第 8 条　日常饮食足够补充蛋白质

日本厚生劳动省推荐每日蛋白质摄入量为男性 65g，女性 50g。65 岁以上男性则可以将这一标准降低至 60g。虽然美国人普遍比日本人体格健壮，但他们的推荐蛋白质摄入量也不过是每日 60g。

我们没有必要特意补充蛋白质，反而应该为了保护肾脏而控制蛋白质的摄入。

在慢性肾病的治疗过程中，医生也会严格控制患者的蛋白质摄入量。患者每日蛋白质摄入量如果能按照"每公斤体重减少 0.2g 蛋白摄入量"的规定严格控制，那么他们的肾脏功能就会有大幅度的提升。

简单来说，体重 60kg 的患者，每天需要减少摄入 12g 蛋白质，而体重 50kg 的患者则要减少 10g，这样才能有效改善慢性肾病的状况。

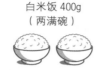
白米饭 400g
（两满碗）

嫩豆腐 200g
（一块）

牛奶 298mL（3 小杯）

煮鸡蛋 78g　　烤鱼 40g　　　　面包 115g　　　鸡胸肉 42g

牛腱肉 52g　　　鲭鱼 48g　　　　　帕尔玛干酪 23g
荞麦面 208g（煮）酸奶 278g（全脂无糖）油豆腐 100g

信息来源：日本文部科学省"食品原料数据库"

10g 蛋白质相当于多少食物

当然，如果你不是慢性肾病患者，大可不必为食品中的蛋白质含量斤斤计较。

但要知道，大鱼大肉要在胃里消化 4~5 个小时。所以一下子吃太多，身体就会在短时间内产生大量氨基酸，从而加重肾脏的负担。

蛋白粉和蛋白条之类的人工合成蛋白质、氨基酸补充剂则不需要消化那么长时间，它们会迅速通过胃部直接进入小肠，并统统被血液吸收。

于是，过量的氨基酸会转化为尿素并随着尿液排出体外，这无疑会让肾脏承担极高的负荷。最终，由于肾脏过度过滤，肾功能能愈发低下。

据说喝果汁比直接吃水果更容易引发血糖飙升，其实这个道理同样适用于其他食品。如果我们摄入太多过度加工的食品，也不利于身体的健康。

因此我们最好从一开始就拒绝"重口味"，偏爱"小清新"。

有些朋友，无论我如何磨破嘴皮地跟他们解释，他们依旧不改初衷，继续使用蛋白质补充剂。我希望这些朋友，最好每半年去医院检查一次 eGFR 水平（关于检测请看第 5 章）。如果指标稍微异常，就应该立即停止使用蛋白质补充剂，抓紧时间去医院的肾脏内科咨询。

肾病患者很难自我察觉，如果不及时检查，就会延误病情。而病情一旦延误，恐怕患者最终只能走上透析的不归路。

第9条 不要积存 AGE

正如前文所述，AGE 物质不仅会伤害我们的肾脏，而且会让我们身体的各个部分老化。除了慢性肾病之外，心肌梗死、糖尿病和阿尔茨海默病都与我们的日常生活习惯息息相关。

人体可能会因为心理压力郁积等多种原因而产生 AGE 物质，但其中最重要的因素还是饮食。

AGE 是由蛋白质、脂质与葡萄糖结合而成的物质，如果糖类（碳水化合物）摄入过量，就会产生大量 AGE 物质。

包括鱼类、肉类以及米饭在内的所有食物中都含有 AGE 物质，但生的食物中 AGE 物质含量会相对少一些。而食物一旦经过煮、烤、炒、炸之类的高温处理后，AGE 物质则会开始增加。

换言之，同样是一条鱼，做成生鱼片就会比烤着吃更健康。同样的道理，猪肉涮涮锅就比炸猪排的 AGE 物质含量低。

　　油炸食品中的 AGE 含量最高，我们应该注意食用油的氧化对身体的影响，因为氧化本身对身体就有很大危害。

　　简单来说，如果一种食物可以生吃，我们都应该选择生吃。即便需要加热也要尽量避免高温烹饪。

第 10 条　不要忽视便秘

很多流行病学研究表明，便秘患者比正常人更容易发生肾功能衰退，重症便秘患者发展为肾衰竭的风险相当之高。我们不能轻视便秘，应该尽力保证每天都能肠道通畅。

另外，肠道内环境的恶化也是引发肠癌的直接原因。近几年日本肠癌患者数量急剧增加。肠癌成为了日本女性所患癌症中致死率最高的癌症。而男性癌症患者中，肠癌的致死率则排在肺癌、胃癌之后，暂居第三。

因此肠道内环境尤为重要。

同时越来越多的中年男性开始被便秘困扰。这也能证明肠道内环境会随着年龄递增而变差。

如果想要调节好我们的肠道内环境，解决便秘的烦恼，就一定要注意合理饮食。

蔬菜、海藻以及蘑菇中含有的食物纤维可以有效地调整肠道内环境。

日本厚生劳动省建议国民每日摄取 350g 蔬菜。蔬菜中除了含有丰富的食物纤维之外，还含有多种植物化学物质，这些物质具有极强的抗氧化效果，对身体健康大有益处。

但是，很少有成年人能保证每天吃足 350g 蔬菜。我们可以实际测量一下 350g 到底有多少分量。

需要注意的是，蔬菜中含有大量的钾元素，而负责排出这些元素的仍然是肾脏。如果是已经患上慢性肾病的朋友，就一定要注意不要吃过量的蔬菜。

整天坐在办公室的白领也不能老是闷头工作，还是要时不时地活动活动，哪怕每天多走一站地路程，也能增加一些运动量。运动也能帮助你解决便秘的烦恼。希望各位不要对便秘等闲视之，而要找到一套解决便秘问题的秘籍。

第11条 一定要戒烟

吸烟会让尼古丁这种毒素进入我们的血管内，而肾脏则负责解毒。所以说，吸烟这种坏习惯会给肾脏造成巨大负担。

有报告就曾指出，尿白蛋白水平会根据吸烟的数量成比例地恶化。

瑞典一项研究显示，连续40年每天吸烟超过20支的人与不吸烟的人相比，患肾病的概率更高。研究还证明吸烟者即便戒烟，患病风险仍旧不会有丝毫降低。

好在禁烟还是能够抑制慢性肾病的发展，防止肾病发展到不得不透析的地步。

总体上看，吸烟的坏处会持续到戒烟之后，因此请吸烟的朋友赶紧戒烟，只有这样你的肾脏才能好起来。

除了慢性肾病之外，吸烟也是许多疾病的诱因。吸烟甚至可以致癌，使动脉硬化更加严重。如果你想长命百岁健康无忧，那么请赶快把烟戒掉吧！

几乎所有的吸烟者在内心深处都是想要戒烟的，但他们也不过是想想罢了，因为对尼古丁早已产生了依赖。

如果真的想要戒烟，可以去医院的戒烟科接受干预治疗，这样才能彻底摆脱尼古丁中毒的烦恼。

第 12 条 及时补充水分

慢性肾病按照病情的轻重可以分为若干个阶段（详见第117页）。达到第三阶段之后，只要摄入的水分过多，血压就会立马升高，肾脏状况也会更加恶化。

但是，如果病人的症状还很轻，或者目前还没发展成慢性肾病，则需要多补充水分。

可能有些朋友会感觉不太放心："既然肾脏负责帮助尿液排出体外，那为什么还要喝那么多水，给它增加负担呢？"请相信我，多喝水确实对身体有好处！

我们每天通过排汗和排尿会流失2.5L水分，因此如果我们没能相应地补充流失的水分，肾脏就会出现问题。

首先，体内水分过少，排尿就会变得困难，毒素也就会在体内堆积。而体内一旦堆积毒素，肾脏的负担就会变得更大。

而且人体水分不足时，血液就会变得黏稠，容易形成血栓。身体缺水也会导致粪便中的水分减少，发生便秘。而正如前文所述，便秘又会破坏肾脏功能。

　　所以补水相当重要。

　　顺带一提，日本肾脏学会推荐每日饮水 3L 以上，假设食物中的水分和茶水等饮料中的水分加起来有 1L，那么剩下的 2L 则需要靠天然水补充。

第13条 适量运动

过去我们倡导"肾病人安静第一",严苛控制患者的运动量。

健康人如果运动过量,尿液中的蛋白含量也会超标。因此,运动对于肾病患者而言更是一项禁忌。

而日本东北大学教授上月正博士则表示"适度运动反而能控制蛋白尿,对肾脏有益"。他的这项发现实在令人眼前一亮。

虽然运动会诱发蛋白尿,但这只是短时间内的现象,长期来看,运动还是有利于肾脏的。可惜当时他的理论没能被日本人接受。

时过境迁,如今世界上的许多科学家纷纷证实了"适度运动有利于慢性肾病患者的治疗"。

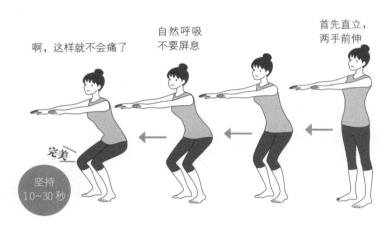

啊，这样就不会痛了

自然呼吸
不要屏息

首先直立，
两手前伸

完美

坚持
10~30 秒

练练深蹲怎么样

中国台湾地区有一群科学家以 6000 名濒临透析的慢性肾病患者为研究对象进行跟踪调查，结果发现参加工作的患者与脱离工作的患者相比，前者比后者平均晚两年才开始透析，死亡率也比后者低 35%。

2013 年巴西也进行了一场引人深思的实验。研究人员将透析前阶段的体形较胖的慢性肾病患者分为两组。其中一组每周须进行 3 次超过 30 分钟的运动。结果运动组的肾功能得到了明显改善，而不运动的一组肾脏功能则更加低下。

因此，如今全世界的医务工作者会推荐慢性肾病患者适度运动。

　　而日本也更改了《慢性肾病指导手册》，解除了慢性肾病患者的运动限制。2018 年开始，日本规定第四阶段糖尿病肾病患者也可以参加体育运动。

　　如今，即便你已经患上了慢性肾病，也要在日常生活中注意保持运动的习惯。每周应该保持 3~5 次，每次持续 20 分钟以上的慢跑或骑自行车，当然你也可以利用闲暇时间做深蹲或单脚站立。

　　但要记住，无论任何运动都不要过度。

第 14 条　不要着凉

我们都知道，天冷的时候血压容易上升。交感神经主要负责感受寒冷，而一旦感到寒冷血管也会收缩。正如前文所言，血压上升会对肾脏造成不好的影响。

另外，血管收缩也不利于血液循环。特别是肾脏血管纤细，如果不能得到新鲜血液的供给，肾功能就会变差。

换言之，如果想要保护肾脏就一定不能让身体着凉。

冬天的时候，我们要注意增添衣物。如果长时间在寒冷的户外逗留，寒气很快就会把身体打透，所以出门要注意保暖。

夏天的时候，现代人会使用各种工具让自己凉快一些。其中最普遍的就是空调了。虽然中暑相当可怕，但也不能把空调温度设置得太低，建议经常通风，不要让室内温度过低。

同时我们也要注意减少饮用冰镇饮料。虽然我们推荐每天摄取 2L 淡水（余下 1L 由食物和饮料提供），但最好还是饮用常温矿泉水。

元 气 代 谢 术

下面讲讲洗澡方面的注意事项。

虽然壮年的时候我们不用特别在意，但我认为 75 岁后，冬天还是应该尽量不要泡澡而选择淋浴。

据 2019 年东京消防厅报告显示，日本当年发生了 520 起澡盆内溺水事件，而事件中的死者往往都是老人。其中约半数的老人因此失去生命。

许多人认为，之所以老年人容易在冬季的浴室内发生事故，主要是因为冰冷的身体突然进入暖和的水中，会导致中风和心肌梗死。但事实上这并非真相！

东京消防厅的报告显示，急救队到达现场时 92% 的溺水者出现心肺暂停现象，71% 的死因为溺亡[①]。

该报告也否定了长久以来死因主要为心脏病和脑出血的论调。报告推测溺亡的原因是死者体温上升或低血压导致的意识模糊，死者无力爬出浴盆，随后体温继续上升引发中暑，最终溺死在浴盆中。

欧美国家并不流行泡澡，基本使用淋浴，因此这些国家几乎没有浴室溺亡事件。

---

① 2018 年预防沐浴意外措施研究委员会的报告。

虽然为了保护肾脏，我们应该注意保暖，但还是不要使用泡澡这个方法吧！

第 15 条　多注意休息

中国台湾地区就慢性肾病和睡眠的关系进行了一场非常引人关注的大规模研究。

研究者们在 1996 年至 2014 年之间，对 194,039 名 20 岁以上非慢性肾病患者进行了调查。结果显示，每日睡眠时长在 6~8 小时内的人患慢性肾病的概率最低。

这项调查告诉我们，想要保护肾脏，睡眠时间既不能太长也不能太短。

睡眠时间太短身体就得不到充足的休息。而睡眠时间太长的话，就会引发睡眠障碍，到后来可能躺在床上也完全没有睡意。

我曾经不厌其烦地向大家宣传，肾脏直到彻底崩溃前，是不会发出任何"怨言"的。所以我们平时一定要多多注意休息，而休息的最简单形式就是睡眠。

如今正在打拼的我们，为了事业腾飞，往往会舍弃睡眠。

但我希望各位记住，这是最坏的选择！

　　如果不能通过睡眠缓解疲劳，我们很可能会被慢性炎症盯上。最具代表性的慢性炎症就是肾病，当然除此之外还有更多疾病与睡眠相关。

　　另外，睡眠不足也会让我们的压力激增。心理压力过大血压就会上升，血液循环也会变差，最重要的是肾脏负担也会越来越重。

　　要记住"不会休息的人就不会工作"，请大家一定要保质保量地休息呀！

第 16 条　注意医疗副作用

前文曾经提到过 CT 和 MRI 检查。我们知道，心脏导管治疗中使用的造影剂会引发造影剂肾病。

造影剂是一把双刃剑，既有风险也有优势，因此医院一定要在获得患者的同意之后才能使用。医院有义务向患者说明情况，患者也要在同意书上签字后方可使用造影剂。

如果你患有慢性肾病，十分担心自己的肾脏情况，那么在签名前请一定要找你的主治医师好好聊一聊。

另外，也希望你不要再长期使用乐松片或扶他林等 NSAIDs 药物。如果实在要用，也请以 7 天为一个周期，间断使用。

如果你不得不长期使用消炎药，可以向医生咨询，是否可以使用儿童常用药扑热息痛或新药复方曲马多片等对肾脏伤害较低的药物。

另外，乐松片和扶他林搽剂并未显示出对肾脏的毒性，因此可以优先考虑用搽剂代替片剂。

同时高血压患者用药注意事项也请您参考本书第 3 章。

当然，治病必须用药，如果因为害怕对肾不好就不去服用，那就属于本末倒置了。但是我们也不能随意用药，而是要在考虑药物对肾脏影响的前提下合理用药。

有很多老年人本身有各种疾病，所以他们会到各个科室开一大堆药来吃。而这些药最后都要靠肾脏排毒。希望他们对药物的代谢过程有一个准确的认识。

第 17 条 　科学地排毒

近几年，解毒（detoxification）的另一种说法"排毒"一词被普遍使用，并因此受到不少爱美人士的青睐。

可惜，他们做的多数都是无用功。

目前货架上的排毒产品琳琅满目，排毒服务更是五花八门，而它们都主张促进排便和发汗。虽说排便排汗确实有益身体，但这和排毒却相去甚远。

比如所谓的咖啡灌肠，虽然能够帮助排便，但排便不等于排毒。就算排便再通畅，也不能帮我们排出体内一丝一毫的毒素。

同样的道理，发汗也不能排毒。比如热瑜伽和离子足浴之类的排毒疗法，只不过是通过排汗让皮肤显得更加滑嫩有光泽，但血液中郁积的毒素又怎么能这么简单地从毛孔排出呢？所以啊，排汗和排毒风马牛不相及。

我们要更加科学地进行排毒，就应该合理地保护好肾脏，这样才能获得真正的健康。

希望各位记住，保持健康的法宝就在你的身体里，那就是我们最重要的器官——肾脏。

第 **5** 章

早期发现加妥当治疗等于根治

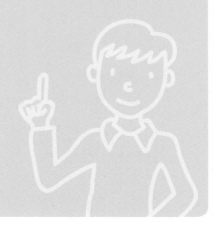

肾脏维持生命活动的七大功能

本书为大家介绍了如今日本慢性肾病患者急剧增加的恐怖事实。各位也可能会成为慢性肾病的"后备军"！既然我们已经预见到了这一危急的情况，那么就一定要从今天开始防微杜渐。

本书的最后一章，我将为各位介绍保护肾脏健康的方法。为了让各位对肾脏有一个更深入的了解，下面我来总括性地为各位讲解一下与肾脏相关的基础知识。

那么肾脏到底是一个怎样的器官呢？虽然各位已经读到了这里，但面对这个问题，你可能还是答不上来。

我们都有一对肾脏，它们一左一右地长在我们后背腰部偏上的位置。一颗肾脏相当于成年人一个拳头的大小，重量为 100~150g。而肝脏则大约 1.5kg，因此肾脏算是人体中比较小的器官了。

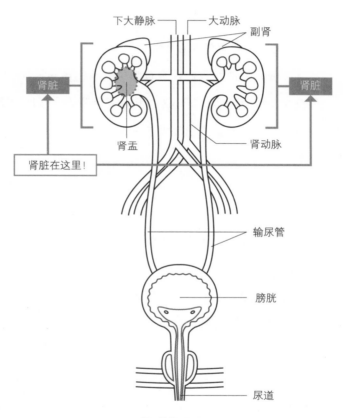

肾脏在哪里?

看啊，这两颗小小的肾脏正在为你的健康一刻不停地奋斗着！

其实负责排出毒素的器官不只有肾脏，还有肝脏。

但是肝脏只能帮助我们排出食物中含有的微量脂肪性毒素。肝脏通过葡萄糖醛酸结合反应，将毒素转变为水溶性物质，让它们更好地溶于水。随后还需要经由肾脏过滤，最终随尿液排出体外。

这样看来，就算肝脏再努力排毒，一旦肾脏不好，毒素也不能被顺利地排出体外。

另外，肾脏的作用很多，大致可以分为以下几类：

1.促进体内垃圾和废物随尿液排出。

正如前文所述，我们只要还活着，体内就会无时无刻地产生垃圾和毒素，而肾脏的任务就是一刻不停地将这些毒素过滤到尿液中。

2.调节水分。

我们的身体必须保持一定量的水分，而肾脏则能帮助我们把体内的水分控制在一个不多不少的量。

3.调节电解质。

肾脏可以调节体内盐分、钾元素和钙元素等矿物质的浓度。如果平时饮食中摄取的盐分过高，钙质不足，肾脏也会努力地调节平衡。

4. 调节身体的 pH 值。

我们的身体需要保持 pH 值为 7.4 左右的弱碱性。如果吃了太多酸性食物，或吃了太多碱性食物的话，肾脏也能把人体的酸碱度调回 7.4。

5. 调节血压。

即便是健康人群，一天之内的血压也会有不同变化。但这种变化是处于一个正常范围内的，如果血压太高或者太低，肾脏就会做出调节。而慢性肾病则会对肾脏的这项功能带来极大的影响。

6. 促进钙元素代谢。

我们知道，想要保护骨骼的健康，就要补充钙质。但光补钙还是不够的，我们还需要同时补充维生素 D 来促进钙质吸收。而肾脏能激发维生素 D 的活性，随后维生素 D 又能帮助钙质被骨骼吸收。

7. 生成红细胞。

红细胞是血液的构成成分之一，它们承担着在体内运送氧气的重要任务。促红细胞生成素能够促进红细胞生成，而这种激素正是由肾脏分泌的。

正如第 2 章所述，肾脏先要接到大脑发出的各种指令，并与心脏、肠道等重要器官互相联系，共同维持人体的生命。

为了保护肾脏，处于医疗最前线的医生会推荐什么样的检查和疗法呢？下一节我将告诉各位如何尽最大努力配合医生进行检查和治疗。

慢性肾病需要在早期发现并积极治疗

慢性肾病主要包括慢性肾小球肾炎、糖尿病肾病、IgA 肾病等，从名称看已经相当复杂了。

不过想要判断一位患者的病因却十分困难。好在不同病因的肾病治疗指导方针并没有太大差别。想要确定一个人到底得的是哪种肾病，大多数情况下都需要进行肾活检。但这项检测其实十分危险，它需要抽取一部分肾脏组织，通过显微镜观测并诊断。

我们真的有必要冒着这么大的危险，只为了知道具体的病名吗？比如有的患者的肾病是由糖尿病并发症引起的，而高血压则是他发病的导火索。那么这种情况下，他的治疗目标就应该是尽量维持肾功能，而且选择的治疗手段也要和治疗目标相符合。

如今，透析患者的数量激增，面对这一困局，我们应当把慢性肾病这一概念进行整合，并积极推进治疗手段的革新。

慢性肾病的医学定义如下：

①尿检指标异常，经影像学、血液、病理检测诊断发现确实存在肾损害（主要判断依据为蛋白尿情况，特别是尿白蛋白指标）。

② eGFR 不足 60mL/min/1.73m^2。

同时出现以上两种情况并持续 3 个月以上。

但是一般人根本没必要关心这些专业的指标，就好像即便医生对你说"从定义上看，您确实患上了慢性肾病"，因为只下诊断却不治疗是解决不了任何问题的。

重要的是，我们应该知道如何控制慢性肾病的发展并了解自己肾脏的状况。

所以，我建议各位去医院接受尿白蛋白检测，如果实在没有条件，也可以用体检单上的血清肌酐水平来推算出 eGFR 指标。

尿白蛋白检测胜过尿蛋白检测

相信各位的体检项目中一定包括尿液检测这项吧。

但是，你接受的检查只能确定尿液中是否含有"血液""蛋白质""糖分"，却无法判断尿白蛋白水平。

那么，"白蛋白"和"蛋白"之间究竟有怎样的关系呢？两者之间的区别又是什么？

其实白蛋白也属于一种蛋白质，它由肝脏产生。一般来说，白蛋白占血液中蛋白质的 60%~70%。

不过健康人的尿液中几乎不含白蛋白，日本肾脏学会将正常人的尿白蛋白标准定为 30mg/gCr 以下（但不同医疗机构也有自己的标准）。

如果人的肾脏过滤功能低下，白蛋白就会随着尿液排出。因此只要检测尿液中白蛋白的含量就能推测出肾脏功能是否正常。

另一方面，血液中除了白蛋白外，还含有其他种类的蛋白质，而肾功能出现问题时，这些蛋白质也会进入尿液。你在接受体检时，尿液检测一项就包含尿蛋白含量。但是尿蛋白只能大致了解肾脏功能是否异常。

而且检测结果只会根据尿液中的蛋白含量，标注有"−""+""±""++（2+）"等为数不多的几种而已。

如果检查结果显示为"尿液中含蛋白成分（+）"，就可以认定肾功能低下（当然激烈运动后和发烧时也会出现尿液含有蛋白成分的现象），但此时这位朋友的尿白蛋白水平可能已经超过300mg/gCr。换言之，一个人尿蛋白呈阳性（+）时，肾脏其实已经相当孱弱了。

因此，尿蛋白检测并不能帮我们在早期发现慢性肾病的苗头。尽管如此，与血清肌酐相比，尿蛋白的时效性更强一些。

第 5 章 早期发现加妥当治疗等于根治

慢性肾病严重程度分级

※ 颜色越深风险越大

尿检指标		蛋白尿分级		
		A1	A2	A3
如果基础病为糖尿病，用尿白蛋白（mg/d 或 mg/gCr）来进行蛋白尿分级		正常	轻微白蛋白尿	显性白蛋白尿
		30 以下	30 ~ 299	300 以上
如果是糖尿病以外的基础病，用尿蛋白（g/d 或 g/gCr）来进行蛋白尿分级		正常（－）	轻度蛋白尿（±）	重度蛋白尿（＋ ~）
		0.15 以下	0.15 ~ 0.49	0.50 以上
eGFR分级（mL/min/1.73m²）	G1 正常或高值 ≥ 90			
	G2 正常或轻度低下 60~89			
	G3a 轻度 ~ 中度低下 45~59			
	G3b 中度~高度低下 30~44			
	G4 高度低下 15~29			
	G5 晚期肾衰竭 ＜ 15			

摘自日本肾脏病学会主编的《循证 CKD 实践指南 2018》

前文提到过，糖尿病专家会将"尿白蛋白 300mg/gCr"称为"无可挽回的临界点"。

如今即便患者达到这个阶段，仍旧有治愈的希望。但是如果患者的尿白蛋白指标已经达到"++（2+）"，可能 2 年内就必须开始接受透析。

如果您觉得"体检报告说我尿里没有蛋白哦！这下可以放心了"，那么我只能遗憾地说"言之过早"。恕我老生常谈——尿白蛋白检测才是最有效的尿液检测！

如果尿蛋白呈阳性（+），就一定要抓紧时间去肾病专科就诊，在这个阶段只要接受适当的治疗，一切就都不晚。

使用 eGFR 快速参考表自行检查肾脏状况

虽然我反复强调，如果你真的关心自己的肾脏健康，那一定要检测一下自己的尿白蛋白水平。但是，我们退一步讲，通过 eGFR 指标也能大致了解自己的肾脏功能，而这项指标其实是可以自己计算的。

我们的体检项目中一般都包含血清肌酐水平，而我们只要了解自己的血清肌酐水平，就能据此推算 eGFR 水平。仅凭血清肌酐判断肾脏健康水平确实不太可信，但只要用我提供的公式进行推导，你就能大致了解自己肾脏的情况了。

eGFR 是一个医学术语，即估计的肾小球滤过率，其中 "e" 表示估计。

前文中，慢性肾病的定义为 "GFR60mL/min/1.73m^2 以下"，换言之肾功能可以通过 GFR 来表示。

想要了解准确的 GFR 水平，我们必须进行复杂的"菊粉清除率"检测。而且这种检测只有专家才能完成。

因此我们需要一种更简单的方法，让我们能大致了解自己的肾脏情况，那正是 eGFR。

我们甚至可以把 eGFR 理解为"估计肾功能水平"。而这套公式是在以往大量检查结果的基础上形成的。

我们按照年龄、性别进行区分，提出了以下两个公式。

男性 eGFR = $194 \times Cr^{-1.094} \times$ 年龄（岁）$^{-0.287}$

女性 eGFR = $194 \times Cr^{-1.094} \times$ 年龄（岁）$^{-0.287} \times 0.739$

你可能会觉得"就算你给我这个公式，我也未必算得出来呀！"

没关系，我已经按照这个公式为大家总结出了两张表格。请大家参考第 171~172 页的快速检查表。

您无须考虑这些数字到底是怎么算出来的，也不需要记住这些数据。因为这些都是根据大量的调查结果，由专家总结出来的准确数字。

eGFR 男女、年龄对照快速检查表

男性用　　　G1+2　　　G3a　　　G3b　　　G4　　　G5

血清 Cr (mg/dL)	年龄													
	20	25	30	35	40	45	50	55	60	65	70	75	80	85
0.60	143.6	134.7	127.8	122.3	117.7	113.8	110.4	107.4	104.8	102.4	100.2	98.3	96.5	94.8
0.70	121.3	113.8	108.0	103.3	99.4	96.1	93.3	90.7	88.5	86.5	84.7	83.0	81.5	80.1
0.80	104.8	98.3	93.3	89.3	85.9	83.1	80.6	78.4	76.5	74.7	73.2	71.7	70.4	69.2
0.90	92.1	86.4	82.0	78.5	75.5	73.0	70.8	68.9	67.2	65.7	64.3	63.1	61.9	60.8
1.00	82.1	77.0	73.1	69.9	67.3	65.1	63.1	61.4	59.9	58.5	57.3	56.2	55.2	54.2
1.10	74.0	69.4	65.9	63.0	60.6	58.6	56.9	55.3	54.0	52.7	51.6	50.6	49.7	48.8
1.20	67.3	63.1	59.9	57.3	55.1	53.3	51.7	50.3	49.1	48.0	46.9	46.0	45.2	44.4
1.30	61.6	57.8	54.9	52.5	50.5	48.8	47.4	46.1	45.0	43.9	43.0	42.2	41.4	40.7
1.40	56.8	53.3	50.6	48.4	46.6	45.0	43.7	42.5	41.5	40.5	39.7	38.9	38.2	37.5
1.50	52.7	49.4	46.9	44.9	43.2	41.8	40.5	39.4	38.4	37.6	36.8	36.1	35.4	34.8
1.60	49.1	46.1	43.7	41.8	40.2	38.9	37.7	36.7	35.8	35.0	34.3	33.6	33.0	32.4
1.70	46.0	43.1	40.9	39.1	37.7	36.4	35.3	34.4	33.5	32.8	32.1	31.4	30.9	30.3
1.80	43.2	40.5	38.4	36.8	35.4	34.2	33.2	32.3	31.5	30.8	30.1	29.5	29.0	28.5
1.90	40.7	38.2	36.2	34.6	33.3	32.2	31.3	30.4	29.7	29.0	28.4	27.8	27.3	26.9
2.00	38.5	36.1	34.2	32.8	31.5	30.5	29.6	28.8	28.1	27.4	26.8	26.3	25.8	25.4
2.10	36.5	34.2	32.5	31.1	29.9	28.9	28.0	27.3	26.6	26.0	25.5	25.0	24.5	24.1
2.20	34.7	32.5	30.9	29.5	28.4	27.5	26.6	25.9	25.3	24.7	24.2	23.7	23.3	22.9
2.30	33.0	31.0	29.4	28.1	27.1	26.2	25.4	24.7	24.1	23.5	23.0	22.6	22.2	21.8
2.40	31.5	29.6	28.0	26.8	25.8	25.0	24.2	23.6	23.0	22.5	22.0	21.6	21.2	20.8
2.50	30.1	28.3	26.8	25.7	24.7	23.9	23.2	22.5	22.0	21.5	21.0	20.6	20.2	19.9
2.60	28.9	27.1	25.7	24.6	23.7	22.9	22.2	21.6	21.1	20.6	20.2	19.8	19.4	19.1
2.70	27.7	26.0	24.7	23.6	22.7	21.9	21.3	20.7	20.2	19.8	19.3	19.0	18.6	18.3
2.80	26.6	25.0	23.7	22.7	21.8	21.1	20.5	19.9	19.4	19.0	18.6	18.2	17.9	17.6
2.90	25.6	24.0	22.8	21.8	21.0	20.3	19.7	19.2	18.7	18.3	17.9	17.5	17.2	16.9
3.00	24.7	23.2	22.0	21.0	20.2	19.6	19.0	18.5	18.0	17.6	17.2	16.9	16.6	16.3
3.10	23.8	22.3	21.2	20.3	19.5	18.9	18.3	17.8	17.4	17.0	16.6	16.3	16.0	15.7
3.20	23.0	21.6	20.5	19.6	18.9	18.2	17.7	17.2	16.8	16.4	16.1	15.7	15.5	15.2
3.30	22.2	20.9	19.8	18.9	18.2	17.6	17.1	16.6	16.2	15.9	15.5	15.2	14.9	14.7
3.40	21.5	20.2	19.2	18.3	17.6	17.1	16.5	16.1	15.7	15.3	15.0	14.7	14.5	14.2
3.50	20.9	19.6	18.6	17.8	17.1	16.5	16.0	15.6	15.2	14.9	14.6	14.3	14.0	13.8
3.60	20.2	19.0	18.0	17.2	16.6	16.0	15.5	15.1	14.8	14.4	14.1	13.8	13.6	13.3
3.70	19.6	18.4	17.5	16.7	16.1	15.5	15.1	14.7	14.3	14.0	13.7	13.4	13.2	13.0
3.80	19.1	17.9	17.0	16.2	15.6	15.1	14.7	14.3	13.9	13.6	13.3	13.0	12.8	12.6
3.90	18.5	17.4	16.5	15.8	15.2	14.7	14.2	13.9	13.5	13.2	12.9	12.7	12.4	12.2
4.00	18.0	16.9	16.0	15.3	14.8	14.3	13.9	13.5	13.1	12.8	12.6	12.3	12.1	11.9

元气代谢术

女性用   ▨ G1+2   ▨ G3a   ▨ G3b   ▨ G4   ▨ G5

血清 Cr (mg/dL)	年龄													
	20	25	30	35	40	45	50	55	60	65	70	75	80	85
0.60	106.1	99.5	94.5	90.4	87.0	84.1	81.6	79.4	77.4	75.7	74.1	72.6	71.3	70.0
0.70	89.6	84.1	79.8	76.3	73.5	71.0	68.9	67.1	65.4	63.9	62.6	61.3	60.2	59.2
0.80	77.5	72.7	68.9	66.0	63.5	61.4	59.5	57.9	56.5	55.2	54.1	53.0	52.0	51.1
0.90	68.1	63.9	60.6	58.0	55.8	54.0	52.3	50.9	49.7	48.6	47.5	46.6	45.7	45.0
1.00	60.7	56.9	54.0	51.7	49.7	48.1	46.6	45.4	44.3	43.3	42.4	41.5	40.8	40.1
1.10	54.7	51.3	48.7	46.6	44.8	43.3	42.0	40.9	39.9	39.0	38.2	37.4	36.7	36.1
1.20	49.7	46.6	44.2	42.3	40.7	39.4	38.2	37.2	36.3	35.4	34.7	34.0	33.4	32.8
1.30	45.5	42.7	40.5	38.8	37.3	36.1	35.0	34.1	33.2	32.5	31.8	31.2	30.6	30.1
1.40	42.0	39.4	37.4	35.8	34.4	33.3	32.3	31.4	30.6	29.9	29.3	28.7	28.2	27.7
1.50	38.9	36.5	34.7	33.2	31.9	30.9	29.9	29.1	28.4	27.8	27.2	26.6	26.2	25.7
1.60	36.3	34.0	32.3	30.9	29.7	28.8	27.9	27.1	26.5	25.9	25.3	24.8	24.4	24.0
1.70	34.0	31.9	30.2	28.9	27.8	26.9	26.1	25.4	24.8	24.2	23.7	23.2	22.8	22.4
1.80	31.9	29.9	28.4	27.2	26.1	25.3	24.5	23.9	23.3	22.7	22.3	21.8	21.4	21.1
1.90	30.1	28.2	26.8	25.6	24.6	23.8	23.1	22.5	21.9	21.4	21.0	20.6	20.2	19.8
2.00	28.4	26.7	25.3	24.2	23.3	22.5	21.9	21.3	20.7	20.3	19.8	19.5	19.1	18.8
2.10	26.9	25.3	24.0	23.0	22.1	21.4	20.7	20.2	19.7	19.2	18.8	18.4	18.1	17.8
2.20	25.6	24.0	22.8	21.8	21.0	20.3	19.7	19.2	18.7	18.3	17.9	17.5	17.2	16.9
2.30	24.4	22.9	21.7	20.8	20.0	19.3	18.8	18.2	17.8	17.4	17.0	16.7	16.4	16.1
2.40	23.3	21.8	20.7	19.8	19.1	18.5	17.9	17.4	17.0	16.6	16.3	15.9	15.6	15.4
2.50	22.3	20.9	19.8	19.0	18.3	17.6	17.1	16.7	16.2	15.9	15.5	15.2	15.0	14.7
2.60	21.3	20.0	19.0	18.2	17.5	16.9	16.4	16.0	15.6	15.2	14.9	14.6	14.3	14.1
2.70	20.5	19.2	18.2	17.4	16.8	16.2	15.7	15.3	14.9	14.6	14.3	14.0	13.8	13.5
2.80	19.7	18.5	17.5	16.8	16.1	15.6	15.1	14.7	14.4	14.0	13.7	13.5	13.2	13.0
2.90	18.9	17.8	16.9	16.1	15.5	15.0	14.6	14.2	13.8	13.5	13.2	13.0	12.7	12.5
3.00	18.2	17.1	16.2	15.5	15.0	14.5	14.0	13.6	13.3	13.0	12.7	12.5	12.3	12.0
3.10	17.6	16.5	15.7	15.0	14.4	13.9	13.5	13.2	12.8	12.5	12.3	12.0	11.8	11.6
3.20	17.0	15.9	15.1	14.5	13.9	13.5	13.1	12.7	12.4	12.1	11.9	11.6	11.4	11.2
3.30	16.4	15.4	14.6	14.0	13.5	13.0	12.6	12.3	12.0	11.7	11.5	11.2	11.0	10.9
3.40	15.9	14.9	14.2	13.5	13.0	12.6	12.2	11.9	11.6	11.3	11.1	10.9	10.7	10.5
3.50	15.4	14.5	13.7	13.1	12.6	12.2	11.8	11.5	11.2	11.0	10.8	10.5	10.4	10.2
3.60	14.9	14.0	13.3	12.7	12.2	11.8	11.5	11.2	10.9	10.7	10.4	10.2	10.0	9.9
3.70	14.5	13.6	12.9	12.4	11.9	11.5	11.1	10.8	10.6	10.3	10.1	9.9	9.7	9.6
3.80	14.1	13.2	12.5	12.0	11.5	11.2	10.8	10.5	10.3	10.0	9.8	9.6	9.5	9.3
3.90	13.7	12.8	12.2	11.7	11.2	10.8	10.5	10.2	10.0	9.8	9.6	9.4	9.2	9.0
4.00	13.3	12.5	11.9	11.3	10.9	10.6	10.2	10.0	9.7	9.5	9.3	9.1	8.9	8.8

摘自日本肾脏学会编著、东京医疗有限公司出版的《CKD 诊疗指南 2012 版》

　　不过，即使血清肌酐水平相同，女性的 eGFR 水平也比男性低，而且不同年龄的 eGFR 水平也存在差异。您只要知道这些就足够了。

　　大家请看一下这张快速检查表。表中的 eGFR 数字是基于前文所述的复杂公式计算出的结果，但每格血清肌酐水平的增量是 0.10mg/dL，而年龄增量则是每格 5 年，所以请选择和你情况最接近的数值进行参考。

　　下面我举两个例子。

　　C 老先生今年 65 岁，血清肌酐 0.88mg/dL。

　　D 老夫人今年 58 岁，血清肌酐 0.76mg/dL。

　　两人的体检报告均显示正常。那么他们的 eGFR 水平究竟如何呢？

　　C 老先生可以参考表格中 65 岁男性的标准，即血清肌酐水平 0.90mg/dL。那么他的 eGFR 水平大约为 65.7mL/min/1.73m^2。

　　D 老夫人则要参考女性版表格。我们现在将她的血清肌酐水平看作 0.7~0.8mg/dL 之间，那么 eGFR 水平则取 65.4mL/min/1.73m^2 和 56.5mL/min/1.73m^2 的中间值约 61.0mL/min/1.73m^2。

如果不看这张表格，仅用前文的公式计算，那么 C 老先生的 eGFR 水平应该是 67.3mL/min/1.73m^2，而 D 老夫人的 eGFR 水平则为 60.4mL/min/1.73m^2，看来差距也不是很大。因此，我们只要参考快速检查表就能了解大致的 eGFR 水平。

而且不论是 C 老先生的"65.7"，还是 D 老夫人的"61.0"看似都没什么问题。但说实话，他们的指标离临界点实在是太近了。

我们回头看看第167页的"慢性肾病严重程度分级"表格。

慢性肾病主要分为 6 个阶段，eGFR 达到 90mL/min/1.73m^2 以上为"G1"阶段，即"正常（或高值）"。

虽然现在 C 老先生和 D 老夫人都处于"G2"阶段，但他们离"G3a"阶段也只有一线之隔。

其实 eGFR 不足 59mL/min/1.73m^2 时，尿白蛋白水平就已经超过 300mg/gCr 了，到了这个程度，患者随时都可能被送进透析室。

另外，随着表格中颜色的加深，该类人群因肾功能衰竭和心脏病死亡的概率则会增大。

如果根据 eGFR 估测，慢性肾病处于"G1"或"G2"水平，而且尿白蛋白水平不足 30，那么随着病情恶化，死亡率也会越来越高。

通过 eGFR 阶段和尿白蛋白水平的检测则可以得到更准确的肾脏状况。

所以平时除了要检查血清肌酐水平和 eGFR 水平之外，还要主动要求接受尿白蛋白水平的检测。

降压药居然能挽救肾脏

为了挽救患者的肾脏，我会推荐患者使用一些原本用来
治疗高血压的药物。

2008 年，有研究指出降压药替米沙坦对糖尿病 2 期（尿
白蛋白不足 300mg/gCr）的患者有明显疗效。服用这款药可以
有效抑制慢性肾病的发展，有些患者服药后身体恢复了正
常[1]。

研究结果显示，使用这种药不但能让血压下降，药物成
分对他们的肾脏疾病也产生了疗效。

高血压本身就是慢性肾病的一大诱因，因此各位一定要
注意控制血压。另一份报告显示，这款药物也能极大程度地
限制 AGE 物质对肾脏的损害[2]。

前文提到，一旦患上慢性肾病，AGE 物质引发的炎症会

---

① 《高血压研究》 2008；31：657–664。
② 《糖尿病学》2006; 49: 3094–3099。

让肾脏的被膜出现破洞，从而导致尿液中出现白蛋白成分。

替米沙坦能够有效抑制引发炎症的 AGE 物质的产生，同时又能降低患者的血压，因此对慢性肾病有着极大的疗效。

这样看来，虽然它本身是一款降压药，但也能治疗慢性肾病。

请看下面的图表。这是 2008 年对日本人进行研究后公布的一组数据。

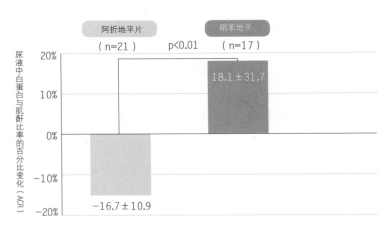

摘自 Ogawa S, Ito S, et al：《高血压研究》2008; 31(6):1147-1155 部分修改

阿折地平片对尿白蛋白的影响

元 气 代 谢 术

阿折地平片和硝苯地平缓释片，虽然都是治疗高血压的药物，但阿折地平可以降低患者的尿白蛋白水平，而硝苯地平反而会提高患者的尿白蛋白水平。

如果医生不了解患者的情况，开药不谨慎，就会危及患者的肾脏健康。

我一般会给尿白蛋白 300mg/gCr 以下的患者开一些替米沙坦或者阿折地平。如果患者的尿白蛋白水平特别高，我就会多给他开一个螺内酯片。

螺内酯是一款问世于 40 年前的降压药。因为有升高人体钾元素含量的副作用，一般不会开给肾病患者。总之它几乎没有什么亮点，因此被医生们雪藏，逐渐被人们遗忘了。

但是 2012 年，开始有报告指出这款药物能够大幅改善患者的尿白蛋白水平。换句话说，螺内酯不仅对肾脏无害，反而能够治疗肾病。

于是，很多医生开始采用这款药物治疗肾病，很多患者因此免于人工透析。可以说，螺内酯正是一款治疗肾脏疾病的良药。

一位濒临透析病人的绝地反击

　　每年都有许多糖尿病并发症患者，来到我的诊所寻求帮助。他们多数在其他医院接受过一段时间的糖尿病治疗，但最后还是发展成了糖尿病肾病。

　　下面给大家讲一个比较典型的案例。

　　2016 年 6 月，有一位 51 岁的女性来到我的诊所。我们姑且叫她 E 女士。她当时在东京一所知名高校工作，而且常年在那所大学的附属医院接受糖尿病治疗。有一次她的主治医师对她说：

　　"您的肾脏状况已经不容乐观，一定要去做透析了。请您做好心理准备。"

　　但是 E 女士觉得自己还没到那个年纪，不想走进透析室。她从我的一部作品中找到了我诊所的官网，于是便有了后来的故事。

　　"如果开始做透析，我很可能丢了现在的工作。医生您一定要想想办法啊！"E女士讲得情真意切。

经过一系列检查后，我发现她的尿白蛋白水平已经达到
2071.0mg/gCr。要知道日本肾脏学会设定的正常值仅为30mg/
gCr以下，而且糖尿病专家所谓的临界点也不过300mg/gCr，
E女士的尿白蛋白指标已经突破2000mg/gCr，因此情况确实
不容乐观。

一般来说，尿白蛋白水平达到6000mg/gCr就必须接受透析，
而2000~6000mg/gCr这个阶段，患者在一年内也避免不了透析。
换言之E女士如果没能得到适当的治疗，一年内她随时有可能
躺进透析室。

但是我认为E女士完全有机会恢复健康。不过治疗的道
路也是充满坎坷。

"这个程度还是可以继续治疗的。我至少能让您不至于
去透析。但是一般的疗法已经没有什么作用了，您要有心理
准备，可能需要吃很多药。而且也要多做几项检查，这些项
目都不在保险范围，治疗费用很高。请您相信我，我给您开
的药一定要按时吃啊！"

听了我的话，E女士说："只要不让我透析，我愿意赌
一把！"于是，我们达成了约定。

她是转院的病患，而且在我这里接受治疗的费用也必须

自己承担，这需要患者对医生极大的信任。所以，我才要事先和她说清楚情况。

在这之前，E 女士就医的那家附属医院的医生只给她开了胰岛素，没有给她开过任何治疗肾病的药物。换句话说，医生当时只关注控制血糖，没有考虑到患者肾脏的情况。

我最后给她开了 4 种降压药。其中有一种药规定一次只能开 1 片，但我一次就给她开了 3 片。

为什么我要给她开那么大剂量的药呢？前文我也提到过，肾功能一旦衰退，就会引发肾血管性高血压，而这种高血压和普通高血压（原发性高血压）不可同日而语。肾血管性高血压会让血压猛然飙升。

血压飙升也会让肾功能更加恶化。

所以，我会给她开超剂量的药。降低血压对于肾病治疗而言是最为关键的。如同前文所言，降压药之中有对肾脏有好处的药，也有会伤害肾脏的药，因此要慎重选择。

那么，E 女士后来怎么样了呢？她的治疗过程又是如何呢？

请看下图。E 女士的尿白蛋白水平发生了巨变。最终在 2019 年 7 月，她的尿白蛋白水平恢复到了 17.0mg/gCr，E 女士的肾脏竟然"复活"了！

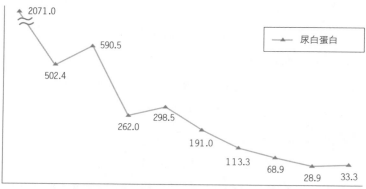

E 女士的尿白蛋白检测结果

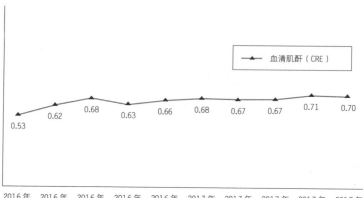

E 女士的血清肌酐检查结果

　　本来，E 女士的尿白蛋白水平在 2000~6000mg/gCr 阶段，用不了一年她就不得不接受透析，但 E 女士最终熬过了 2017 年的"大限"，恢复了健康，也保住了工作。

　　我们再看一下 E 女士的另外一个指标。上图是同一时期 E 女士的血清肌酐走势图。我们发现，即便是入院之初，她这项指标也很正常。

　　E 女士的经历，证明了只要尿白蛋白不超过 3000mg/gCr，血清肌酐就不会显示异常。所以，仅凭血清肌酐来判断患者的肾脏状况实在太不可信。